참의사 고원중

연구와 진료에 매진하다 스러진
어느 의사의 이야기

참의사 고원중

지 은 이 권복규

펴 낸 날 1판 1쇄 2022년 7월 20일

대표이사 양경철
편집주간 박재영
편   집 배혜주
디 자 인 박찬희

발 행 처 ㈜청년의사
발 행 인 이왕준
출판신고 제313-2003-305(1999년 9월 13일)
주   소 (04074) 서울시 마포구 독막로 76-1(상수동, 한주빌딩 4층)
전   화 02-3141-9326
팩   스 02-703-3916
전자우편 books@docdocdoc.co.kr
홈페이지 www.docbooks.co.kr

ISBN 979-11-979108-3-8 (03510)

• 책값은 뒤표지에 있습니다.
• 잘못 만들어진 책은 서점에서 바꿔드립니다.

참의사 고원중

연구와 진료에 매진하다 스러진
어느 의사의 이야기

✦

권복규 지음

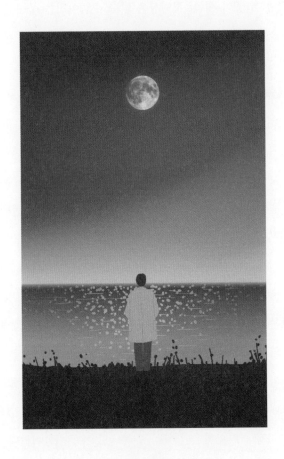

청년의사

나는 1990년 본과 2학년에 올라오면서 고원중을 처음 만났다. 두 해 선배였던 '원중이 형'의 첫인상은 맑고 수줍어하는 웃는 얼굴의 자그마한 소년이었다. 연건캠퍼스 MDL의 1번 실습방에서 같은 실습 조였던 그가 왜 2년을 내려왔는지 본인에게서 직접 듣지는 못 했다. 다만 들리는 소문으로는 '운동'을 하다가 그렇게 되었다고 했다. 당시에는 워낙 흔했던 일이어서 이상하지도 않았다. 다만 '운동'을 한다고 하기에는 흔히 연상되는 '투사'의 모습은 간데없고, 선량하고 착하게만 보이는 소년의 모습만 보여 조금 의아하기는 했다. 후배들 사이에서 원중이 형은 말수가 적고 침착했다. 그리고 두 해 선배라면 흔히 보일 수 있었던 후배들을 가르치려 하거나 권위적으로 보이려는 모습은 전혀 없었다. 누가 무슨 이야기를 하면 "응. 그건 그렇지" 혹은 "이건 아니지" 정도로 간단하게 답하고 씩 웃는 모습, 그것이 내가 기억하는 고원중의 모습이다. 당시에 나는 내 개인적인 문제들에 골몰하여 의과대학 생활에 잘 적응하지 못하고 있었고, 1991년 초 휴학을 하면서 고원중을 비롯한 실습 조 동기들과 멀어지게 되었다. 나중에 들으니 이 동기들과 원중이 형은 너무나 잘 지내왔고, 그의 이른 죽음을 가장 안타까워했던 이들 중 하나도 이 동기들이었다. 졸업

후 한참을 지나 서로 교수 생활을 하던 즈음 무슨 일인가로 한 번 통화를 한 일이 있다. 마지막으로 만난 지가 20여 년이 흐른 때였지만 바로 어제 만났던 것처럼 자상하게 받아 주던 이가 고원중이었다.

2019년 여름, 동기회로부터 갑자기 부고 문자가 날아들었다. 이제 나이가 나이인지라 또 누구 부모님 중 한 분이 돌아가셨나 했는데, 망인이 고원중이었다. 순간 눈을 의심했다. 아니 이게 무슨 일인가. 사고? 아니면 무슨 지병이 있었나? 이 나이에 갑자기 세상을 떠나다니 무슨 날벼락 같은 일인가. 그러나 과히 친한 사이도 아니었고, 유족들과는 더더욱 인연이 없었던 데다가 학교 일 등으로 바빠서 조문을 갈 기회를 놓치고 말았다. 그 후 조문을 다녀온 동기 구형진 원장으로부터 그간의 사정을 들을 수 있었다. 그 전말은 이 책에 수록해 놓았지만, 듣고 있자니 안타깝기 짝이 없었다. 우리나라를 대표하는 의학자였던 고원중 교수가 이런 식으로 가야만 했다니. 우리나라 의료계는 이런 학자 한 명도 품어 주지 못할 정도의 수준밖에 안 되었던가! 그동안 의학사와 의료윤리 연구를 해 오면서 우리 의료 현실에 대한 여러 비판을 해 왔지만 고원중의 죽음은 알고 지내던 지인이, 그것도 최고의 의학자가 그리되었다는 충격은 칼로 찌르는 듯한 아픔과도 같았다.

이후 유족들과 연락이 되고 몇 가지 소소한 일을 도우면서 고원중 형을 이렇게 보내서는 안 되겠다는 생각이 들었고, 이에 대해 삼성서

저자 서문

울병원의 권정이 교수를 비롯한 여러 동기들이 뜻을 같이하여 힘을 모아 주었다. 그렇게 이 프로젝트가 시작되었는데 책을 쓰다 보니 고원중이라는 사람, 한 명의 의사에 대해 숙연해지는 마음을 금할 수 없었다. 나는 그 사람을 단지 학생 때 피상적으로만 알고 있었을 뿐이었다. 그러나 고원중이야말로 우리 시대의 참된 의사, 누구보다 성실한 의학자, 그리고 진정으로 가족을 사랑하고 가족만 알았던 남편이자 아버지였음을 알게 되었다. 그에게서는 누구에게나 한둘씩은 있게 마련인 결점이나 부족한 점은 찾을 수 없었다. 환자들은 그에게 고마워했고, 동료와 후배들은 그를 존경하고 따랐으며, 가족은 그를 진심으로 사랑했다. 그런 그를 잃음으로 해서 우리 의료계가 입은 손실은 측정이 불가능할 것이다.

나는 이 책을 다시는 그와 같은 희생자가 나오지 않기를 바라면서 우선 우리 의료계를 위해 썼다. 현재의 의료 상황에서는 가장 훌륭하고 가장 뛰어난 의사들부터 희생당하게 되어 있다. 그 사실을 일반 국민들에게 알리고 싶은 마음에서가 두 번째였다. 가장 선하고 유능한 의사로부터 진료를 받고 싶다면 이들이 소진되지 않는 좋은 의료 시스템을 만들어야 한다는 사실 말이다. 이는 국민 전체의 공감과 지지가 없다면 불가능할 일일 것이다. 다음으로는 우리 의료계 후배들과 제자들에게 이런 의사가 있었다는 사실을 알리고 싶었다. 갈수록 닮고 싶은 롤모델이 사라진다고 한탄하지만, 여전히 이러한 의사가 우리 곁에 있었음을 후배들에게 보여 주고 싶었다. 마지막은 고인의 유족들을 위해서다. 고인의 빈자리는 무엇으로도 대체 불가능하겠지만, 고인의 삶과 업적을 정리한 이 책이 그들에게 조그마한 위로가 되기를 바란다.

저자의 무능과 노력의 부족으로 이 책이 오히려 고인의 탁월했던 삶에 누가 되지나 않을까 걱정이 앞선다. 이 책을 쓰는 데 도움을 주신 고마운 분들의 이름은 감사의 글로 따로 밝혔지만 어떤 오류가 있다면 이는 전적으로 저자의 몫이다. 그러나 그대로 잊히기보다는 미흡한 부분이 있다 해도 기록으로 남기는 편이 남은 이들과 의료계를 위해 도움이 될 것이라는 마음에서 여전히 아쉬움이 남는 이 책을 3주기를 맞이하여 고인의 영전에 바치고자 한다.

원중이 형! 형은 세상을 떠났지만, 수많은 이들이 형을 기억하고 또 사랑하고 있습니다. 비록 길지 않았지만, 누구보다도 치열한 삶을 사셨어요. 이제 저 하늘에서 후학들의 앞길을 밝히는 큰 별이 되셨으리라 믿습니다. 이제 정말 편안히 쉬세요.

2022년 8월 고인의 3주기를 맞아
이화의대 의학교육학교실 교수 권복규

저자 서문

✦ 감사의 글

　강은희, 고정민, 구형진, 권오현, 권재희, 권정이, 김명희, 김병곤, 김유선, 김준호 등 이 책의 출간을 지원해 준 서울의대 47회 동기와 선배님들에게 가장 먼저 고마움을 표한다. 인터뷰에 응해 주신 고인의 어릴 적 친구인 김수웅, 노상범, 진덕기 선생님, 고인의 후배 교수로서 고인의 유지를 이어가고 있으며 고인의 학술 활동과 관련된 여러 정보를 제공해 주신 신성재, 전경만 교수님, 고인의 의대 시절과 전공의, 군복무 시절을 증언해 준 이평복, 김철현, 김병곤 동기들과 허미나, 김태완, 박재영, 신승수 선생님께 깊이 감사드린다. 추모의 글을 기꺼이 써 주신 홍택유 원장님과 여러 법적 문제를 자문하고 도와주고 계신 유현정 변호사님께도 감사드린다. 또한 이 자리를 빌려 고인이 산업재해 인정을 받아야 한다는 탄원서를 보내 주신 백칠십여 명에 달하는 의료계 선후배 동료 의사들께도 고마움을 표한다. 그 밖에도 많은 분들이 고인의 삶을 안타까워하며 유형무형의 도움을 주셨다. 일일이 이름을 열거하지 못하는 것이 죄송스러울 뿐이다. 무엇보다 이 책은 고인과 초등학교 때부터 모든 삶을 함께 하였으며 가장 많은 이야기를 나눠 주신 이윤진 형수님이 아니었더라면 세상에 나올 수 없었을 것이다. 아무쪼록 이 책이 형수님과 외아들 고성민

군에게 작은 위로가 되기를 바랄 뿐이다. 마지막으로 이 책을 정성스럽게 만들어 주신 청년의사 박재영 주간님 이하 편집진들에게 고마움을 표한다.

차례

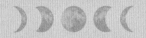

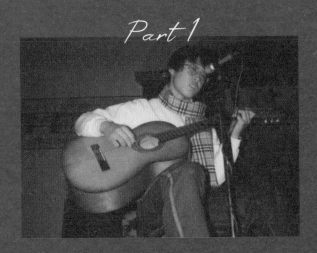

Part 1

태어나다, 자라나다

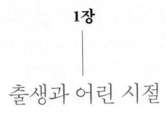

1장

출생과 어린 시절

고원중^{高元重}은 1967년 3월 21일 술시에 고경문과 강성옥 사이의 4형제 중 둘째 아들로 광주광역시 동구 대의동 73번지에서 태어났다. 고원중의 집안은 제주 고씨^{濟州 高氏}로 그 시조는 탐라국 개국 설화에 등장하는 고을나^{高乙那}라고 일컬어진다. 고을나의 45세 손이라 하는 탐라국 태자 고말로^{高末老}가 938년(태조 21년)에 고려에 내조하여 왕자^{王子}의 작위를 받았고 그 후손들이 조선 초까지 제주를 세습 통치하였다 한다. 제주 고씨는 이 고말로를 중시조로 하여 제주를 본관으로 삼아 전국은 물론 일본에까지 퍼져 나갔으며, 2015년 현재 310,542명이 제주 고씨로 알려져 있다.

고원중의 집안은 대대로 제주에 거주하였는데 조부 고창무高昌武(1905~1982)는 제주 삼양동에서 태어나 제주금융조합 이사를 지낸 엘리트 지식인이었다. 조모 김이환金二煥(1909~1993)은 본관이 김해이며 제헌의원을 지낸 항일운동가 김시학金時學의 고명딸로 제주 조천읍 조천리에서 태어났다. 김이환은 서울에서 경기여고 재학 중 항일운동으로 학교를 중퇴하고 고향으로 돌아와 고창무와 결혼하였다. 이들은 해방 이후 1946년 좌파 정당과 사회단체들이 결성한 '민주주의 민족전선(민전)'에 참여하여 활동하였는데 고창무는 1947년 7월 제주민전 사무국장으로 추대되었고, 1948년 1월에는 조선민주청년동맹 위원장으로 선출되었다. 1947년 1월 25일 제주부녀동맹이 출범하였는데 이때 김이환이 위원장으로 선출되었으며, 1947년 제주 3.1절 기념식에서 사회를 맡았다. 김이환의 오빠 김장환金章煥(1902~?)은 3.1운동 당시 서울 휘문학교에 재학 중이었는데 서울에서 3.1운동에 참여하였다가 1919년 3월 15일 독립선언서를 숨겨 귀향하여 명망 있는 유지였던 숙부 김시범 등과 함께 3월 21일 제주의 3.1운동이라 일컬어지는 '조천만세운동'을 이끌었다. 김장환은 이후 일경에게 체포되어 징역 1년을 언도 받았고 이후 서울에서 『동아일보』 기자 등으로 활동하면서 독립운동을 하였다.

이렇듯 고원중의 조부와 조모는 제주도의 명망가에서 태어나

고등교육을 받고 투철한 민족의식을 가지고 항일 독립운동에 일
조하였으나, 당시 제주도의 분위기에서 항일운동은 대개 사회주
의 색채를 띠었다. 고원중의 조부 고창무는 1960년 7월 16일 『조
선일보』에 기고한 글에서 다음과 같이 쓰고 있다.

> 외부(外部)에서 선전(宣傳)하는 바와 같이 제주도민(濟州島民)이 빨갱이
> 는 아니었다. 분별있는 분은 생각하여 보시라. 토호(土豪)도 없고 삼정
> 보 이상(三町步以上) 농토(農土)를 가진 지주(地主)도 없는 이 고장에 당
> 시(當時) 각정당(各政黨)이 서로 떠들어대던 농토(農土)의 무상몰수(無償
> 沒收) 무상분배(無償分配) 유상몰수(有償沒收) 무상분배(無償分配) 유상몰
> 수(有償沒收) 유상분배등(有償分配等)에 무슨 이해관계(利害關係)가 있어
> 헌신적 투쟁(獻身的鬪爭)을 하였겠는가. 자고(自古)로 야불폐문(夜不閉門)
> 이요 도불유습(道不遺拾)의 미풍(美風)이있다는 도민(島民)에게는 일출이
> 작(日出而作)하고 일입이식(日入而息)할 수 있는 자유(自由)만 보장(保障)
> 되면 그만인 것이다.
>
> — 고창무, 한라산은 고발한다. 조선일보, 1960.7.16.

즉 이들은 당대의 여러 의식 있는 지식인들처럼 사회주의적 색
채를 가진 항일운동가, 혹은 사회운동가였고 사회적 위치와 신분
상 해방 후 만들어진 여러 정치사회단체 중 하나에서 책임 있는
자리를 맡기는 하였으나 공산주의자는 아니었던 것이다. 이들이

이러한 비난을 받게 된 것은 위의 글에서 보듯 당시 제주도의 독특한 사회적 특성에 기인한바 크다.

그러나 제주도의 유지이자 항일운동 명문가의 일원이었던 고창무, 김이환 부부는 활발한 사회활동을 하던 중 1947년 제주 4.3 사건의 전초라 알려진 3.1 학살 사건과 관련하여 한때 구속되었다가 풀려났다. 이후 제주도의 정치적 상황은 더욱 악화되어 결국 1948년의 4.3 사건으로 이어지는 커다란 비극을 초래하였다. 이 상황에서 간신히 생명을 부지할 수 있었던 부부는 전라남도 광주로 이사를 할 수밖에 없었다. 이 부부는 결혼 후 4남 2녀를 두었고 그 중 장남이 고원중의 부친 고경문(1934~)이다. 고경문은 전남의대를 졸업하고 피부과 전문의가 되었는데 그 아래 남동생 셋과 여동생 하나는 모두 서울대를 졸업하였다. 즉 작은아버지는 서울대 영문과를 졸업하고 교수로 일했으며, 다른 작은아버지 두 분은 모두 서울대 화학과를 졸업하였다. 고모 한 분 역시 서울대 화학과를 졸업하고 교수로 근무하였다. 고원중의 모친 강성옥은 1937년생으로 진주^{晉州} 강씨 강영준의 딸로 태어나 대학을 졸업한 후 결혼하여 4형제를 낳아 기르며 주부의 삶을 살았다.

여기서 고원중의 집안은 주로 학자를 배출하는 학구적인 가풍을 가지고 있음을 알 수 있다. 그리고 주로 화학 또는 의학을 전공

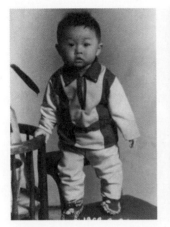
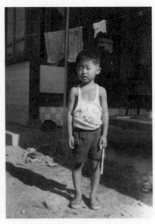

돌 사진(가족 소장)   외할머니 댁에서

하였음이 특이한데, 이는 고원중의 집안에도 이어져 고원중의 형 고원용(1965~) 역시 서울대 화학공학과를 졸업하고 텍사스 휴스턴 대학에서 박사학위를 받았다. 고원중의 동생 고원창(1969~)은 공대 졸업 후 프리랜서로 일하고 있으며, 다른 동생 고원강(1971~) 역시 철학을 공부한 후 프리랜서로 일하고 있다.

고원중은 형 고원용이 태어난 2년 후에 광주광역시에서 태어났지만 고원중의 가족은 그 이후 1972년 모두 서울로 이사하였다. 대조초등학교 앞에 위치한 서울시 은평구 대조동 222-3번지가 이들 가족의 새 보금자리가 되었다. 이들 가족은 이후 서울시 은평구 역촌동 45-31번지로 이사하여 고원중이 결혼 후 독립할 때

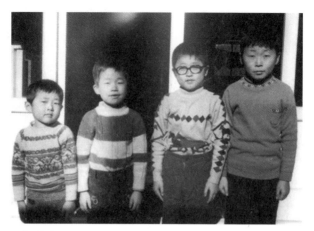

고원중과 형제들, 오른쪽에서 두 번째(가족 소장)

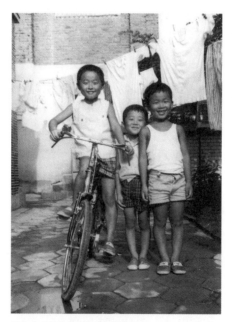

형의 자전거를 타고 두 동생과 함께

까지 이곳에서 살았다.

고원중 가족이 서울로 이사하고 2년 터울로 남동생 둘이 연달아 태어났다. 어린 4형제를 키우기가 버거웠던 고원중의 어머니는 고원중을 종종 외가가 있는 광주로 보내 외할머니께 맡겼고, 고원중은 1970~1972년 사이에 외가가 있는 동명동에서 외조부모와 함께 보내는 시간이 많았다. 외조부모의 광주 집은 재래식 가옥이었는데 이때 고원중이 재래식 화장실에 빠져 죽을 뻔했다는 일화가 있다. 이런 일을 제외하고는 당시 고원중은 부모님과 외조부모님의 사랑을 듬뿍 받으며 무탈한 어린 시절을 보냈다.

2장

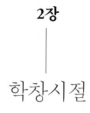

학창시절

학창시절 : 초등학교 ──────────

1973년 고원중은 서울로 올라와 서울 대조초등학교에 입학하였다. 1967년 3월생이니 또래보다 1년 일찍 들어가게 된 학교였는데 고원중의 다른 형제들도 모두 1년 일찍 초등학교에 입학하였다. 오늘날과 달리 당시에는 아이가 영리하면 학교를 일찍 보내는 것도 나쁘지 않다고 생각하는 경향이 있었는데 유치원 등 유아교육기관이 별로 발달하지 못했던 탓도 있었을 것이다. 고원중의 집과 학교는 그리 멀지 않아서 통학하는 데 큰 어려움은 없었다. 대조동 집은 당시 개천가(연신내) 근처에 있어 고원중과 형제들은 이 개천가에서 종종 놀고 자전거를 타기도 했다. 대조초등학교는

1967년도에 설립된 공립학교로서 당시 불어나는 서울의 학령기 아동을 수용하기 위해 만들어진 여러 학교 중 하나였다. 고원중은 매우 영리하여 학교 생활에 금세 적응하였고 공부를 매우 잘하였다. 초등학교 1학년 때 키는 106cm, 체중 17.5kg으로 또래보다 작은 편이었고 초등학교를 졸업할 무렵에는 키 130cm, 체중은 28kg으로 자랐으나 여전히 작은 편이기는 하였다. 그러나 체력과 건강 상태는 나쁘지 않은 편이었고, 체력 급수는 3급으로 보통 수준이었으며 결핵 등의 감염병도 없었다. 시력은 4학년 때부터 급격히 나빠져서 안경을 쓰기 시작했다. 즉 체구는 작지만 특별한 질병은 없고 건강한 편에 속하는 어린이였다.

초등학교 2학년 성적표를 보면 고원중은 체육과 음악을 제외하고는 모두 '수'를 받았음을 알 수 있고, 특히 산수는 100점으로 만점을 맞았다. 두 차례의 결석이 있는 것을 제외하고는 학교를 충실히 다녔으며 담임교사의 평가는 "모든 일에 성의 있고 책임감이 강하다. 침착한 가운데 자기 일과 학급 일을 스스로 처리하는 모범생"으로 되어 있다. 단 이 2학년 성적표에서 눈에 띄는 언급은 "가끔 울기도 잘함"이라고 쓰여 있는데 감정이 풍부한 어린이였음을 알 수 있다. 이후 성적표를 보면 공통되는 언급은 모두 "성실하다", "예의 바르다", "지도력이 있다", "책임감이 강하다", "적극적이다" 등으로 성실하며 책임감 강한 학생이었음을 보여 준다.

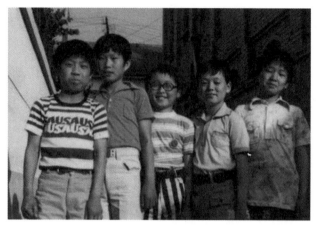

1978년 동네에서 학교 친구들과. 가운데 활짝 웃는 모습이 인상적이다.

성적은 두말할 필요 없이 매우 우수하여 체육('우')을 제외하고는
전과목 '수'를 받는 학생이었다. 체육의 저조함은 또래보다 작은
체구 때문이었을 것이며, 사실 체육을 그다지 잘하지는 못했다. 4
학년 이후에는 특히 '글짓기'에 뛰어나다는 언급이 보이는데 초등
학교 시절 고원중은 특별활동으로 글짓기를 했고 문예반에서도
활동하였다. 성적이 우수하고 책임감이 강한 고원중은 초등학교
내내 반장으로 활동하였고, 담임 선생님의 명으로 이런저런 심부
름을 도맡아 하는 착실한 어린이였다.

　당시 역촌동은 서울의 신흥 주택가로 막 성장하던 도시 중산
층이 거주했던 단독주택이 많은 동네였다. 1970년대부터 일반 주

거지역으로 구획정리 사업이 시작되어 당시 급속하게 불어나기 시작한 서울 인구를 수용했던 지역이다. 이와 더불어 교육에 대한 수요도 늘어나 고원중이 졸업한 대조국민학교(대조초등학교)는 1967년에 설립되었고, 불광중학교는 1974년에 설립되어 1975년에 개교하였다. 이 모두 당시의 이 지역의 인구 증가와 관련이 있다. 고원중은 이 주택가에서 부모님과 4형제 그리고 집안일을 돕는 아주머니와 함께 전형적인 도시중산층의 삶을 살았다.

어린 시절 고원중은 별다른 취미생활은 하지 않았고, 책 읽기가 유일한 낙이었다. 책 읽기를 좋아하는 것은 거의 활자 중독 수준이어서 어릴 때부터 수많은 책을 읽었고 그 습관은 성인이 되어서도 크게 변하지 않았다. 초등학교 시절 고원중은 대개는 얌전하고 조용한 성격이었지만 장난기도 많은 어린이였다.

공부 잘하고 침착하며 책임감이 강한 어린이였으나 집안에서는 둘째 아들로 형에 비해 큰 주목을 받지는 못했다. 고원중의 아버지가 장남이었고, 종가였으므로 집안의 주된 관심은 장손인 첫째 아들에게 향하게끔 되어 있었고 이는 당시 흔한 가정의 모습이었다. 때문에 고원중은 두 살 차이 나는 형에게 항상 깍듯하게 대했으며 이러한 모습은 나이가 들어서도 변하지 않았다.

고원중의 초등학교 시절 특기할 만한 것은 나중에 부인이 되

는 초등학교 동창 이윤진을 4학년
때 만난 것이다. 이윤진은 "다른 반
이었는데 항상 담임선생님 심부름
을 오던, 귀엽고 예의 바르고, 똑똑
한 친구"로 그 시절을 회상한다. 고
원중과 이윤진은 5학년과 6학년 때
같은 반이 되면서 친해졌고, 고원중
은 부모님이 형에게 사 준 자전거 뒤

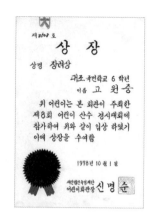

에 이윤진을 태우고 동네를 돌아다니곤 했다. 대조초등학교 시절
에는 산수를 잘해서 6학년 때는 어린이회관이 주최한 제8회 어린
이 산수경시대회에 참가하여 장려상을 받기도 하였다.

학창시절 : 중학교

고원중은 1979년 대조초등학교 졸업 후 인근의 불광중학교로
진학하였다. 불광중학교에서도 고원중은 전교에서 1~2등을 놓치
지 않았다. 중학교 2학년 담임교사의 평가는 "객관적이고 사회성
이 좋으나 남성성이 좀 부족"하다고 되어 있는데 아마도 남자중
학교에서 남학생들만 모여 있는 분위기에 차분하고 책읽기를 좋
아하는 소년이어서 그러한 인상을 준 것으로 생각된다. 중학교 3
학년 담임교사의 평가는 "공부에 지나치게 열중하는데 건강에 주

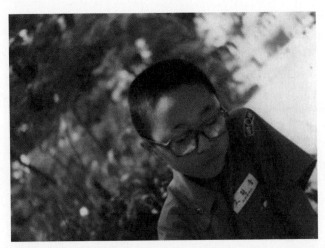

불광중학교 재학 시절의 고원중

의할 것"이었는데 담임교사가 보기에도 건강을 해칠 만큼 공부를 열심히 한 것으로 보인다. 이렇듯 매사 최선을 다하는 모습은 훗날 의사가 되어서까지 이어진다. 중학교 3학년 때 키는 153cm, 체중 47kg으로 성장하였지만 역시 또래에 비해서는 작은 편이었다. 하지만 담임교사가 우려할 만큼의 건강 문제는 없었다.

중학교 3학년 때는 영어 공부에 몰두하였는데 교내 영어암송대회에서 장려상을 받았고, 교내 영어단어 경시대회에서도 만점을 받아 표창을 받았다. 영어와 함께 글쓰기에도 재능을 보여 교내 백일장대회에서 차하로 입상하기도 하였다. 중학교 시절 고원중은 단짝이라 할 만한 친구는 없었고 여러 친구들과 두루두루

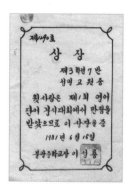
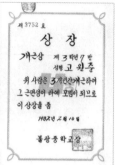
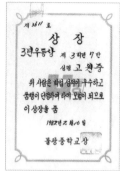

좋은 관계를 맺었던 것 같다. 고원중의 중고등학교 친구 김수웅은 중학교 시절 고원중과 함께 미술반 생활을 했다고 한다. 초등학교 동창 이윤진과도 중학교에 진학해서는 '초등학교 반창회'를 통해 두 번 정도 만날 수 있었는데 이들이 반창회를 나간 건 서로를 보기 위해서였다고 한다. 불광중학교 재학 당시 고원중은 친구를 따라 갈현동의 대한예수교 장로회 서울서교회에 출석한 적이 있고, 이윤진도 고원중을 보러 이 교회에 몇 번 출석하였다. 주일학교 중등부 과정을 수료하였지만 이후 교회를 다니지는 않았다. 고원중의 생애에 종교는 특별한 영향을 미치지 않았던 것으로 보인다.

학창시절 : 고등학교

1982년 고원중은 불광중학교를 졸업하고 은평구 갈현동의 대성고등학교로 진학하였다.

고등학교에 진학해서도 고원중은 꾸준히 우수한 성적을 올려 항상 전교 10등 안의 등위를 유지하였다. 고등학교 시절 담임교사의 평은 "책임감이 강하고 근면 성실하며 매사에 신중하다"는 것이었다. 고등학교 시절 고원중은 나윤호, 노상범, 강병수, 진덕기 등의 친구와 소위 5인방을 결성하여 친하게 지냈고 그 우정은 평생을 지속하였다. 이들이 친해지게 된 계기는 나윤호와는 초등학교 동창, 진덕기와는 중학교 동창 사이로 이전에 알고 지내는 사이었는데 사실 이들은 고교 시절 밴드를 하는 등 개성이 매우 강

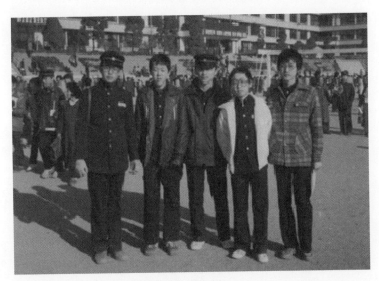

고등학교 입학-1982년. 오른쪽에서 두 번째가 고원중이다.

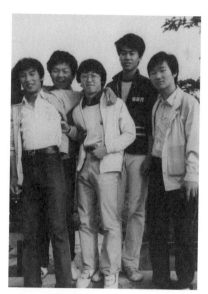

1983년 수학여행 사진.
왼쪽부터 동현, 세용, 고원중, 상준, 홍석

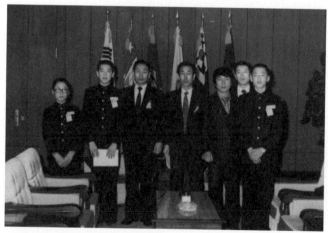

1982년 장학금 수상. 가장 왼쪽이 고원중이다.

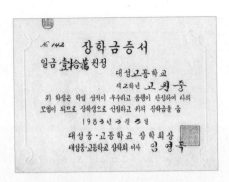

했다. 공부 잘하는 모범생인 고원중은 초등학교, 중학교 동창을 통해 이들과 어울리게 되었는데 워낙 친구들을 잘 도와주고 모난 데가 없어 스스럼없이 어울렸다고 동창인 노상범은 말한다. 고원중은 공부를 못하는 친구들도 자신을 필요로 하면 매우 잘 도와주는 착한 성격이었다고 한다. 그렇지만 소위 말하는 '범생이'도 아니어서 1984년 대입 학력고사를 100일 앞두고는 이들 5인방이 모두 인천에 1박2일로 놀러가 백일주를 실컷 퍼마셨다고 노상범은 회고한다.

교우관계와 더불어 빼놓을 수 없는 것은 이윤진과의 풋풋한 교제가 시작되었다는 것이다. 이윤진은 선일여자고등학교에 진학하였는데, 선일여고는 대성고등학교와 150m밖에 안 되는 가까운 거리에 있었다. 이윤진은 당시 방과 후 미술학원에 다녔는데 고원중은 그 미술학원 지하에 있는 클래식 기타 교실에서 기타를 배

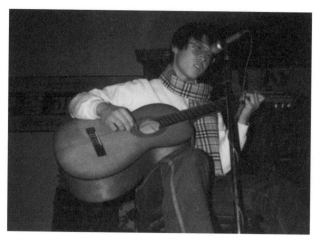

축제에서 기타를 연주하는 고등학생 고원중. 곡목은 "로망스"였다.

우기 시작하였다. 나중에 고원중은 이윤진에게 기타를 배우러 다
닌 것은 이윤진을 만나기 위한 구실이었다고 말해 주었다. 대성고
등학교 축제 때 선일여고 학생들도 초대하였는데 이때 고원중은
객석에 있는 이윤진을 위해 무대에서 기타를 연주하였다. 학원이
끝나면 고원중은 이윤진을 집에 바래다주었고 이들의 만남은 대
입 준비를 위한 고3 초까지 지속되었다.

  고원중은 나중에 '다미아노'라는 세례명으로 천주교 영세를 받
게 되지만 이는 천주교 신자였던 부모님의 영향 때문이었고 본인
이 특별한 종교적 경향이나 신심을 가진 것은 아니었다. 그와 더
불어 이윤진도 '소피아'라는 세례명으로 영세를 받았다.

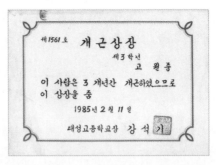

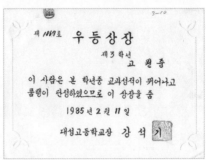

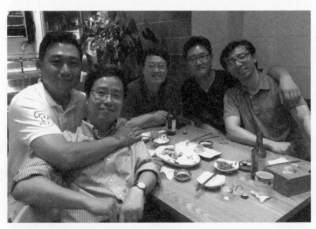

고원중의 5인방, 병수, 덕기, 원중, 상범, 윤호

Part 1. 태어나다, 자라나다

고원중의 고등학교 시절에서 빼놓을 수 없는 것은 그가 '촛불
회'의 회원이 되었다는 것이다. 촛불회는 대성고등학교 교사인 최
운기 선생이 1975년에 시작한 모임으로 수업 교재로 만든 초가
대량으로 버려지는 것이 안타까워 주로 축제 기간을 활용하여 이
를 판매한 수익금으로 불우 학우를 돕는 일을 시작한 데서 출발
하였다. 촛불회의 설립 취지는 "발전적이고 건전한 사회활동을
위한 책임감 있고 역량 있는 인재 육성과 그 인재를 통한 지속적
인 사회봉사"였다. 촛불회는 대성고에서 출발하였지만 78년 동일
여고, 81년 명지여고 등에도 생겨났고 1981년에는 졸업한 선배들
로 OB모임이 꾸려지기도 하였다. 촛불회는 81년 불광동 녹원영
아원에서 봉사활동을 시작했고 82년에는 노량진 성노원아기집에
서 활동을 하였다. 1985년에는 '학회'를 촛불회 내에 결성하였는
데 고원중은 고등학교 때부터 촛불회를 알고 참여하였으며, 1985
년 9기로 입회하였다. 고원중과 함께 촛불회에 참여한 친구 진덕
기에 의하면 촛불회는 고등학생의 YB(Young Boy)회원과 고등학교
를 졸업한 OB(Old Boy)회원으로 구분되었는데 고등학생 회원은
학교 축제 때 초를 만들어 판매하는 등 작은 활동만 주어졌고, 본
격적인 봉사는 졸업 후 대학생이 되어 참여하였다고 한다. 고원중
은 곧 촛불회 내에서 리더로 활동하였으며, 1986년에는 농활과 야
학을 촛불회 내에서 조직하기도 하였다.

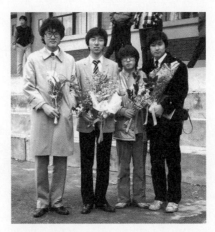

1985년 고교 졸업식,
상범,윤호,원중,병수 순이다.

　한편 진덕기는 고원중의 모습을 어려운 친구들을 잘 도와주고 속이 깊었던 친구로 기억한다. 한편, 고원중은 고등학교 시절부터 다른 학교 학생들과 함께 일종의 독서모임 활동을 하였다고도 한다. 당시 독서모임이란 문학이나 사회과학 등의 서적을 읽는 모임이었고 대학생인 선배들이 와서 지도하던 일종의 언더서클이었는데 고등학교 시절의 절친들도 자세히는 몰랐던 것을 보면 공식적으로 할 수 있는 모임은 아니었던 모양이다. 고원중 자신도 일종의 지적 호기심에서 책을 읽기는 했지만 특정한 이념이나 사상에 심취했다고는 볼 수 없었다.

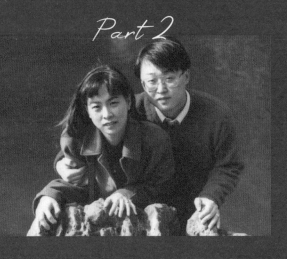

Part 2

서울의대생 시절의 고원중

3장

서울의대 의예과 시절

1985년 고원중은 서울대 의예과에 진학하였고 더불어 청년기의 방황도 그때부터 시작되었다. 고등학교 시절, 책이나 신문 등을 통해 당시의 학생운동의 모습과 유행하던 사회과학 담론의 일부를 접하긴 하였지만 이는 단순한 호기심 수준을 넘어선 것은 아니었다. 또한 고등학교 내내 우수한 성적을 유지하기 위해서는 학업에 전념할 필요도 있었다. 클래식 기타를 배우며 풋풋한 사랑을 꿈꾸던 소년의 모습이 고등학생 고원중의 모습이었다. 그러나 이제 대학에서 새로운 세상으로 나아가야 할 때가 온 것이다.

고원중이 의대를 지망한 데는 특별한 이유가 없었다. 부친이

의사이긴 하였으나 부친 고경문 선생은 1976년부터 경북 성주의
나환자촌에서 근무하여 가족과 떨어져 살았기 때문에 의사의 삶
을 옆에서 지켜볼 기회는 별로 없었다. 형제 중 하나는 의사가 되
었으면 하는 부친과 모친의 뜻이 있기는 하였지만 양친 모두 고
원중에게 꼭 의사가 되어야 한다고 강요한 적은 없었다. 본인 역
시 의사라는 직업이 그리 낯설지도 않았고, 또 굳이 거부할 이유
가 없었기 때문에 의대를 선택하였던 것이다. 아마도 의사가 되고
자 하는 동기는 직접적이라기보다는 부친이 삶으로 보여 준 모범
의 간접적인 영향에서 비롯되었을 것이다. 고원중의 부친 고경문
선생은 피부과 전문의 수련을 마친 후 경북 영주의 한센병 환자
전문병원인 '다미안 피부과의원'에서 평생을 봉직하였다. 아버지
는 한센병 환자의 치료에 평생을 바치고, 아들은 결핵 환자의 치
료에 평생을 바쳤다는 점에서 이는 특기할 만하다. 이 두 병 모두
치료가 쉽지 않고, 많은 후유증이 남으며, 또한 사회경제적으로
열악한 이들에게 주로 발병한다는 점에서 어떻게 보면 가장 소외
된 질병이라 할 수 있다.

다미안 피부과의원은 1973년 7월 3일에 문을 연 한센병 전문병
원이다. 한국전쟁 때 간호장교로 참전한 벨기에의 테레즈 캉비에
Therese Cambier 여사가 안동교구 내에서 구라사업을 목적으로 다미안
재단 한국지부를 설립하고 경북 영주시 상망동 259-1번지에 진

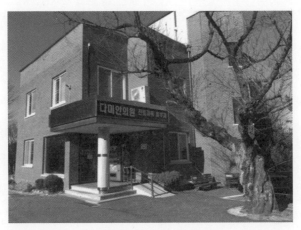

영주의 다미안피부과의원

료소와 병동을 건립하면서 시작한 이 의원은 마리스타 교육수도
회가 천주교 안동교구로부터 위임을 받아 운영하였다. 초기에는
골롬반 수녀회의 수녀들이, 나중에는 성모영보수녀회의 수녀들
이 이 병원에서 한센병 환자들을 돌보았다. 한센병 환자들이 고령
화되고 줄어들면서 이 다미안 의원에는 노인 한센병 환자들을 위
한 양로원이 건립되어 1990년 두봉 주교의 축성을 받았으나 2016
년 그 필요성 또한 사라지게 되어 수녀들은 모두 철수하고 안동
천주교사회복지회의 의료기관으로 남아 있다.

고경문 선생은 메리놀회의 스위니 신부가 한국전쟁 당시 설립
한 천주교 구라회의 이동 진료반장을 1971년부터 맡아 한센병 환

자 진료에 나섰다. 당시에는 경남 거제와 진해, 충남 천안과 아산, 당진, 홍성, 예산 등지에서 매월 일주일씩 한센병 환자 진료를 하다가 1976년부터 다미안 의원 피부과를 맡아 주중에는 영주에서 진료를 하고, 주말에만 서울 집을 오가는 생활을 했다. 천주교 구라회 일을 오래 하였지만 천주교 영세는 늦게 받았는데 1986년 '루가'라는 세례명으로 천주교 영세를 받았다. 루가는 의사의 수호성인이다. 고경문 선생 역시 영주에서 거의 수도사처럼 생활을 하였다.

"새벽 5시 30분에서 6시경 기상과 동시에 아침 기도로 시작되는 고씨의 일과는 7시 30분 수사들과 아침식사 후 방청소를 하고 8시 50분 직원들과 함께 아침 조회를 대신한 기도를 바친후 곧바로 직무에 들어간다. 주위에서 「준수도자」라고 평하는 고씨의 다미안의원 12년은 월·화·목요일에 일반 피부과 환자들인 외래객 진료, 금요일엔 입원 환자 진료 후 오후엔 상경해 가족들과 만나고 일요일 밤늦게 영주로 돌아오는 생활의 반복이었다."
— 17년간 나환자 진료한 고경문 씨, 가톨릭신문, 1988년 1월 31일자

또한 고경문 선생은 정기적으로 용인 꽃동네에 봉사활동을 다녔는데 이러한 부친의 삶은 자연스럽게 고원중의 삶에도 녹아 들어갔을 것이다. 그리고 그 또한 의사로서의 생애가 부친의 삶과

크게 다르지도 않았다. 부전자전(父傳子傳)이라는 말이 어울리는
경우일 것이다.

　1985년 3월 고원중은 대학에 입학하기에 앞서 아래와 같은 글
을 남겼다.

　　"…그토록 잔인하게 나를 구속해 놓았던(쓰고 나니까 조금은 무서
　　운 말이다) 모든 생활도 이번 겨울을 마지막으로 바뀌어질 것이
　　다. 지나간 18년, 이제는 잊혀지리라. 아니 절대로 잊혀져서는 안
　　될 기간이다. 지금은 모른다. 아무것도 알 수 없다. 다만 바라는
　　것은 앞으로의 대학생활이 지난 것보다는 무엇인가 크게 달라
　　져야 한다는 것뿐이다. 객체가 아닌 주체로서.
　　흔히 사람들은 대학을 진리 탐구의 장이라고 말한다. 또 그 진
　　리는 인간과 역사와 현실을 외면해서는 안 된다고 한다. 순수성
　　이니 폐쇄성이니(이런 말들은 모두 남에게 들은 말이다) 고등학교 시
　　절 제한된 신문지상을 통하거나 이상한(?) 사람들이 만들어 내
　　는 잡지나 책자, 신문 등을 통해서 본(물론 호기심 때문이었다) 또
　　는 여러 선배님께서 해 주신 민중이니 지식인이니 학생운동, 노
　　동문제, 농촌문제, 최루탄에서 어떤 아저씨 얘기까지… 모든 단
　　어들이 낯익지 않지만 이제는 어느 좌석에서나 자연스럽게 주
　　제거리가 되곤 한다(나에게 그런 소리를 하는 선배들은 어리석게도 그

어려운 말들을 내가 모두 이해하는 줄로 안다). 물론 그런 말들이 나에게 지금 큰 도움이 되고 있다는 것을 안다. 하지만 결국 소중한 것은 자기가 몸소 부대끼고 활동하여 체험한 것이 아닐까… 그동안의 배움은 우리들에게서 자각할 수 있는 능력을 빼앗아 버렸다. 우리들은 스스로 알을 깨고 나오는 능력을 잃어버렸다. 어미닭의 도움을 받아야 하는 알 속의 병아리일 뿐(촛불회지, "大學", 고원중, 1985년 3월)."

고원중은 고등학교 재학 중 '호기심'에서 그리고 선배들과의 대화를 통해서 당시 대학가를 휩쓸었던 학생운동의 분위기를 어느 정도 알고 있었다. 그러나 본인이 '운동권'이 되리라고는 전혀 생각할 수 없었다. 대학 입학을 앞둔 고원중은 당시의 평범한 다수 신입생들처럼 주위에서 일어나는 일들에 대해 호기심을 가지고는 있었지만, 입시 위주 교육에서 '스스로 자각하는 법을 잊어버렸다'고 생각한 청년이었다. 여러 가지 말들을 들었지만 그것이 정말 어떤 의미가 있는지를 알기에는 본인의 체험이나 경험이 매우 짧다고 느꼈던 정직한 청년이기도 하였다. 이러한 정직성은 고원중의 삶을 관통하는 화두였다. "결국 소중한 것은 자기가 몸소 부대끼고, 활동하여 체험한 것"뿐이라는 인식이 그러한 정직함과 맞물려 있다. 이 점이 흔히 관념의 세계에 빠지기 쉬웠던 당시 대학생들의 흔한 함정에서 고원중을 구해냈고 평생 성실하게 자신의 길을 묵묵히 헤쳐 가는 원동력이 되기도 한 것이다.

　1985년은 전두환 정권의 억압 속에서 민주화운동 역량이 크게 자라나고 또 대학의 학생운동이 질적으로 전환하고 있던 시기였다. 1980년 광주민주화운동의 극심한 탄압 이래 민주화 세력은 숨을 죽이고 있었고 오로지 대학의 운동 역량만이 명맥을 이어 나갈 수 있던 때였다. 1982년 졸업정원제의 도입과 함께 대학의 정원이 크게 늘어나고 광주 학살의 진상이 대학가에 퍼져 나가면서 학생운동의 성격이 민주화운동에서 이념 투쟁으로 전환되고 있던 시기였다. 1985년 1월 기존의 학도호국단이 폐지되고 각 대학별로 총학생회가 구성되었고, 4월 19일에는 전국 56개 대학생 2만 6천여 명이 4.19혁명 25주년 기념식 후 대대적인 시위를 벌였다. 5월에는 서울대에 '삼민투'가 결성되었고 5월 17일에는 전국 80개 대학생 3만 8천여 명이 '광주사태 진상규명 및 책임자 처단'을 요구하는 시위를 벌였다. 5월 23일에는 서울대 등 5개 대학생 73명이 서울의 미국 문화원을 점거 후 광주 항쟁에 대한 미국의 책임 인정 및 공개 사과를 요구하였다. 고원중은 이러한 분위기에서 서울대 의예과에 입학하였으며, 관악캠퍼스에서 의예과 생활을 하면서 학생운동의 변화하는 흐름을 느끼게 되었고, '촛불회'를 통해 이와 연결되었다. 당시의 대학생 동아리는 그것이 종교 동아리이든 아니면 봉사나 문화 동아리이든 '민주화운동'과 떨어질 수 없는 관계를 맺게 되었다. 대학생이라 하면 역사와 사회에 대한 인식을 갖는 것이 당연한 일이 되었고, 어떤 모임이든 대학생 모임은 사회의 민주화 요구에 응답하는 것이 마땅하다고 여겨졌다.

영아원에서 봉사활동을 하는 친목 동아리였던 '촛불회' 역시 1984년 "우리와 아픔을 같이하는 이들의 현상에 만족하는 일보다는 우리와 그들의 본질을 캐어 보는 일이 더 중요하다고 느껴 막연히 느껴지는 봉사라는 생각을 떨쳐버리자는, 이제는 나약한 감상을 떨쳐버리고 좀 더 과학적 비판의식을 가져보자는, 그래서 무엇이 우리가 해 나가야 할 일인가를 자각하는 작은 마음"으로 시작하였다(1986년 4월. 신입회원에게 주는 글. 고원중). 고원중은 1985년 대학에 입학하면서 촛불회의 중추적인 회원으로 활동하였고 이 '학회' 활동도 적극적으로 하였다. 당시에 '학회'란 사실 '사회과학회'의 줄인 말이나 다름없었는데 소위 인간과 세계에 대한 '과학적 인식'을 목적으로 한 것이었고, 당시의 대학생들은 마르크시즘의 또 다른 표현이나 다름없었던 '사회과학' 공부를 통해 이것이 가능하다고 믿었다. 그러나 고원중은 그러한 공부의 목적이 단지 사회변혁이 아니라 "바른 인간상을 찾고 진실된 자아를 획득할 수 있는 것"으로 믿었다.

"그렇다면 여러분은 어떻게 하면 바른 인간상을 찾고, 진실된 자아를 획득할 수 있을까요? 먼저 여러분은 자신과 주변에 대해 강한 문제 제기를 해야 합니다. 그것은 자신이 이제까지 받아들였던 사실, 그로 인한 자신의 논리를 깡그리 부정해야 한다는 뜻이 아니라 강제로 주입된 여러 허위의식을 불식하여 지극히 혼란된 상태에 있는 여러분의 시각을 올바로 재정립해야 한다는 뜻입니다. 또한 그것은 여러분이 자유로운 사고자로서 자율적으로 또한 철저히 실행해야 하기 때문에 분명 지난하고 또한 두려운 일일 수도 있습니다. 하지만, 그것을 자유로운 인간이 되는 기쁨으로 전환할 수 있어야 합니다. 바로 그러기 위하여 문제 제기 후 여러분의 주위상황과 자신 그리고 그 관계에 대한 정확하고 과학적인 인식과 그것을 극복, 발전시키기 위한 냉철한 사유와 진지하고 성실한 실천이 뒤따라야 합니다. 단지 주어지는 논리가 아니라 스스로가 탐구하고 창조해 내는 인간 실천으로서의 진리탐구와 현실을 고뇌하며 그 모순을 극복하기 위한 성실한 실천이 바로 바른 인간성을 찾는 길일 것입니다 (1986년 4월. 신입회원에게 주는 글. 고원중)."

즉 고원중에게 바른 인간상을 찾고 진실된 자아를 찾는 것만큼 중요한 것은 없었다. 그러나 이 글 뒤에 바로 이어지는 글에서 보듯 인간은 그러한 노력도 세계 속에서 할 수밖에 없다는 것이 고원중의 인식이었다. "진부한 이야기 중에서 우리가 참으로 쉽게

간과하는 것이 있습니다. 그것은 인간은 세계 속에서 또한 세계와 더불어 끊임없이 관계를 맺고 있다는 사실입니다. 한 개인 또는 집단은 그를 둘러싸고 있는 역사적, 사회적 조건 또는 상황적 조건과 떨어질 수 없는 관계에 있다는 것입니다. 이것을 망각할 때 우리의 존재는 허공에 뜬 허상일 수밖에 없습니다."

비록 1985년이라는 역사적 맥락에서 '역사적 사회적 존재로서의 대학생'은 역시 '운동하는 대학생'일 수밖에 없었으나 고원중의 시각에서 그것은 무슨 사회변혁을 이루거나 본인의 정치적 야심을 이루거나 하는 일과는 거리가 멀었다. 그것은 어디까지나 바른 인간상과 진실된 자아를 찾는 것이어야 하며, 그 길은 "냉철한 사유와 진지하고 성실한 실천"으로 가능하다는 것이 고원중의 인식이었다. 이는 이어지는 생애에서 고원중의 의사로서의 삶을 관통한다. 그는 의사가 된 후에도 바른 인간상과 진실한 자아를 찾기 위해 노력했고 그 길은 환자를 볼 때 그리고 의학을 연구할 때 진지하고 성실하게 접근하는 것이었다. 책임감이 강하고, 진지하고, 성실한 사람이라는 고원중에 대한 평은 어린 시절부터 생의 마지막에 이르기까지 일관된 것이었다.

촛불회를 통해 당시 학생운동과 이념적으로 연결되었고 당시 서울대학교 관악캠퍼스 내의 여러 운동의 모습을 몸으로 겪을 수밖에 없었던 고원중은 실존적인 고민에 빠질 수밖에 없었다. 1985년 5월의 '미문화원 점거사건'은 당시 학생운동의 향방을 바꿀 정도로 큰 사건이었다. 서울대를 비롯한 서울시내 5개 대학 학생 73명이 을지로에 있던 미국 문화원을 5월 23일에 점거하여 26일까지 농성을 한 이 사건으로 주동자 25명이 국가보안법 위반으로 구속되었으며, 법무부 장관과 당시 이현재 서울대 총장이 경질되었다. 이 사건은 1985년 4월에 조직된 전국학생총연합(전총련) 산하 삼민투위가 주도하였는데 삼민투는 민족해방, 민주쟁취, 민중해방의 세 이념을 구현한다는 뜻이었다. 소위 학생운동의 이념적 뿌리가 견고해진 것은 이 사건이 계기였다. 이 사건을 계기로 당시 전두환 정권은 소위 '학원안정법'을 추진하였는데 그 내용은 "학원소요와 관련된 문제 학생들에게 6개월 이내의 선도 교육 실시와 반국가단체 사상이나 그 이념을 전파 교육하거나 그 사상이나 이념이 표현된 문서, 도서, 기타 표현물을 제작, 인쇄, 수입, 복사, 소지, 운반, 배포, 판매 취득하여 학원 소요를 선동하는 행위를 한 자에 대해 7년 이하의 징역이나 7백만 원 이하의 벌금형에 처한다"는 내용이었다. 이 학원안정법은 결국 철회되었지만 이로 인해 '촛불회'가 추진하던 농활이 중단될 수밖에 없었는데 촛불회의 농학과 야학 활동에 적극적으로 참여했던 고원중 역시 크게 실망할 수밖에 없었다.

이렇듯 들끓는 캠퍼스의 분위기 속에서 고원중은 1985년 2학기 도중 휴학을 하고 부친이 근무하던 경북 영주의 다미안 피부과 의원으로 내려갔다. 이 은거 생활은 1986년 상반기까지 지속되었고 고원중은 1986년 2학기에 다시 의예과 1학년으로 복학하였다. 이 기간에 고원중은 다미안 의원에서 일하는 수도자와 수녀, 신부들의 삶을 접하며 감화를 받았지만 한편으로는 많은 사회과학책을 읽는 등 다양한 부분의 공부를 하였다. 고원중은 이때의 영향으로 천주교 영세를 받는데 마침 세례명이 '다미아노'였다. 성 다미안[St. Damian]은 4세기 초 순교한 의사로 의사의 수호성인이며, 그의 이름을 따서 주보성인으로 삼은 벨기에의 다미안 신부[St. Damien de Veuster](1840~1889)는 한센병 환자 구료를 위해 평생을 바쳤으며 2009년 베네딕트 16세에 의해 성인으로 서품되었다. 고원중이 한때 머물렀던 '다미안 의원'은 그의 이름을 딴 것이다. 천주교의 영세는 받았지만 고원중은 천주교 신앙을 구체적으로 실천하지는 않았으며 미사 등 전례 행위에 적극적으로 참여하지 않았다. 하지만 그는 몰로카이 섬의 한센병 환자들을 위해 몸을 아끼지 않고 평생을 헌신하다가 마침내 스스로 한센병에 걸려 순교한 다미안 신부와 같은 삶을 살았다.

중고등학교 동창 김수웅에 의하면 고원중은 영주 시절에 대해 별다른 말을 하지 않았다고 한다. 그리고 대학에 입학한 1985

년부터 몇 년간은 고등학교 친
구들과도 별로 만나지 않았다
고 하며, 이들의 교제가 회복된
것은 결혼한 이후였다. 그러나
1985~1988년의 시간은 고원중
에게는 고민과 모색의 시기였을
것이다. 한창 학생운동의 열기
가 솟아오르던 캠퍼스를 벗어나
나는 누구이고 어떤 인생을 살

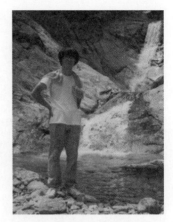

1985년 영주 거주 시절

아야 할지를 진지하게 고민한 시기였음이 틀림없다. 당시의 사진
을 보면 평범한 일상을 보내며 단순 소박한 생활을 하는 모습을
볼 수 있다. 하지만 내면에서는 청춘의 고뇌가 상당히 발효하고
있었을 것이다.

1986년 가을, 고원중은 의예과 1학년 2학기로 복학하였고, 1987
년 의예과 2학년을 마치고 1988년 본과 1학년으로 진입하였다.
1987년은 6.10 민주항쟁이 있었던 해였고, 고원중은 군사정권이
시민의 힘으로 무너지는 것을 목격할 수 있었다. 대통령 직선제와
개헌이 이루어졌고, 1987년 12월 제13대 대통령 선거에서 노태우
가 당선되었다. 이는 당시 학생운동권에 '미완의 혁명'으로 인식
되었으며, 학생운동에 대한 탄압은 이전보다는 누그러졌지만, 대

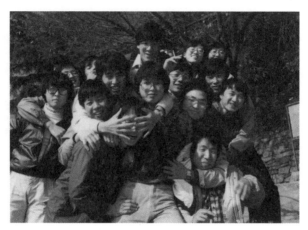

의예과 시절의 고원중. 맨 왼쪽이다.

학가에서 학생운동의 여진은 계속되었다. 이러한 가운데 고원중
은 1988년 의과대학 학생회 홍보부장을 맡아 일을 하게 되었지만,
이러한 활동을 본과 생활과 병행하기란 매우 어려웠다. 또한 고원
중은 1988년 7월 결성된 '서울지역총학생회연합(서총련)'의 북부지
역 정책위원을 지내게 되었다. 이로 인해 1989년에는 또 한 번의
휴학을 할 수밖에 없었고 1990년 1학기에 본과 2학년 생활을 다
시 시작하게 되었다.

   고원중의 '운동권' 생활은 1985년 하반기부터 1989년까지였다
고 할 수 있다. 이 시기는 우리나라 민주화운동과 학생운동사에서
가장 중요하고 민감한 시기였다. 정의감과 책임감이 넘치는 대학

생이라면 직접 민주화운동에 뛰어들던지, 아니면 적어도 옆에서 응원이라도 해야 했던 시기였다. 비록 1988년 이후 학생운동권의 이념적 색채가 강해지면서 운동권은 서서히 일반 학생의 정서로 부터 멀어져갔지만, 1985~1989년의 시기는 민주화의 열기와 함께 학생운동권의 기세가 절정에 달했던 시기였고, 그것은 1987년의 6.10 항쟁 그리고 그 뒤를 이은 노동자 대투쟁과 통일운동으로 이어졌다.

하지만 이런 상황에서도 의과대학은 본격적인 학생운동의 흐름에서 약간 벗어나 있었다. 특히 서울의대는 캠퍼스 자체가 연건동에 고립되어 본과 진입 이후에는 관악캠퍼스와 연계하기가 매우 어려웠고, 또한 학업 자체가 과중하여 휴학을 하지 않고서는 학생회 등의 일을 하기가 대단히 어려웠다. 그리고 의학이라는 학문 자체가 인도주의적인 성격을 띠고 있기 때문에, 사회의 불의와 모순을 깊이 느끼는 선량한 의대생이라면 직접 운동에 뛰어들기보다는 졸업 후 의사로서 할 수 있는 일이 더 많음을 인식하고 일단은 학업에 전념하는 편을 선호하였다. 고원중은 이러한 시대의 부름에 충실히 응답했다. 그는 당시에도, 그 이후에도 명리(名利)를 탐한 바가 없었고, 항상 자신이 해야 할 일에 충실했으며, 정직하고 성실하게 세상의 부름에 응답하였다. 한때 운동권에 몸을 담은 것 역시 그러한 성격의 결과였다.

학생 운동권에 있을 때도 고원중은 과격한 주장을 하지 않았고, 의견이 다른 사람에게는 설득을 하고 상식적인 수준에서 결론을 내리려 노력하였다. 그 결과 정치적 견해가 다른 이들 중에서도 고원중을 싫어하는 사람이 없었다고 그와 함께 학생운동을 했던 이평복은 회상한다. 1988년 고원중은 의과대학 학생회 홍보부장을 지냈고, 서울의대, 치대, 간호대가 연합한 연건캠퍼스 정책위원도 맡았다. 이를 계기로 1989년에는 서울지역 총학생회 연합(서총련) 정책위원 그리고 서울지역 총학생회 연합 북부지역 정책위원 대표를 맡았다. 즉 학생운동권에서 고원중의 역할은 앞서서 투쟁을 조직하거나 대중을 이끄는 것이 아니라 이론을 정립하고 정책을 수립하는 것이었으며, 이것이 오히려 읽고 쓰는 것을 좋아하는 고원중의 성격과 잘 어울렸다. 또한 강한 책임감으로 인해 맡은 일은 끝까지 해 내었기 때문에 이런 자리들이 주어지기도 했다.

1990년대 초 형식적인 수준에서 민주화가 달성되고, 소련이 해체되면서 사회주의 이념이 몰락하던 무렵 학생 운동권 내에서도 이에 대한 성찰과 비판이 등장하였다. 이때 의과대학 운동권에서 등장한 것이 '민족보건의료운동론'인데 서울의대 후배 이평복에 따르면 고원중이 이 문건의 초안을 잡는 데 일조했다고 한다. 그 내용은 지나치게 정치적인 사안에 함몰하는 '운동'에 치중하기보다 의사라면 본인의 전문성을 살려 보다 프로페셔널한 입장에서

나라의 보건의료에 기여하는 편이 바람직하다는 것이었다. 이러한 논의의 과정에서 1991년 신문 『청년의사』가 발족하였고, 고원중은 『청년의사』의 발족 과정에 상당한 역할을 하였다. 일각에서는 이를 "보건의료운동에 기여하기 위해 전문가가 되어야 한다는 편향"이며, 그 결과 "의사의 지위와 처지에 기반한 조합적 운동으로 스스로를 한정지음으로써 사회 전체의 보건문제에 대한 인식을 축소시키는 오류를 범했다"고 비판하기도 한다.

1990년대 초반 보건의료 학생운동 일각에서 민족보건의료운동론이 제기되었다. 남한변혁운동의 성격을 민족해방운동으로 규정하는 민족보건의료운동론은 '자주적인 민족보건의료 체계의 수립을 통한 민중의 건강권 확보'를 기치로 내건다. 이들은 이후 『청년의사』라는 신문을 발간하면서 의료계의 대중적 운동으로 발전한다. 청년의사 그룹은 의료현장을 중심으로 한 보건의료운동을 주창하면서, 의사들을 생산직 노동자로 규정하고 전공의들의 열악한 노동 현실에서 착취의 개념을 이끌어 내며 대형병원 중심의 전공의 조직을 대중운동의 틀로 상정한다. 전문가 중심의 초기 보건의료운동이 가진 한계에 비추어볼 때 청년의사그룹의 문제 제기는 의미가 있다. 보건의료운동에 기여하기 위해 전문가가 되어야 한다는 편향은 활동가로서 대중적 기반을 어떻게 확장시켜 나갈지에 대한 고민의 축소로 이어졌고, 많은 사람들이 전문가가 되기 위해 활동 전선에서 이탈했기 때문이다. 그러나 청년의사 그룹은

> 그 대안으로 보건의료인(의사)들의 지위와 처지에 기반한 조합적 운동
> 으로 스스로를 한정지음으로써 사회 전체의 건강 및 보건문제에 대한
> 인식을 축소시키는 오류를 범했다. 이후 청년의사 그룹은 변혁적 사회
> 운동으로서 보건의료운동이라는 역할을 스스로 배제하게 된다.
> ― 김태훈 등. 보건의료의 이론과 역사. 보건의료운동의 이념·역사·현실. 149쪽.

하지만 의대생 그리고 의사들 사이에서 보건의료운동이라는
것이 어떤 의미를 지니려면 그들의 삶과 분리될 수는 없는 것이
다. "변혁적 사회운동으로서 보건의료운동이라는 역할을 스스로
배제"한 결과를 가져왔다고 비판할 수는 있겠으나, 이때 이 운동
에 참여한 여러 의대생과 의사들은 대부분 자신의 자리에서 꾸준
히 한국 사회를 보다 나은 방향으로 발전시키기 위해 많은 노력
을 하였다. 이는 어쩌면 섣부른 정치 투쟁이나 사회운동보다도 사
회 전체를 위해서는 더 바람직한 방향일 수 있고, 다른 사람은 하
기 어려운 전문가들만이 할 수 있는 일이기도 하다. 그 중에서 고
원중이 가장 대표적인 인물이다. 즉 이후의 그의 삶은 이른바 "변
혁적 사회운동"으로부터 멀어졌을지는 몰라도 한국 사회에서 가
장 무시되고 있는 환자군인 결핵 환자들을 향했으며, 그들을 위해
누구보다도 헌신적인 삶을 살았다. 즉 고원중은 자신의 주장과 일
치하는 삶을 평생 살아간 것이다.

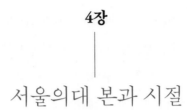

4장

서울의대 본과 시절

1990년대 중반 이후 의과대학에서 학생운동은 퇴조하기 시작하였다. 이미 그 시점에서 학생운동권은 지나치게 이념화되고 경직되어 애초의 순수함을 상당 부분 잃어버렸다. 또한 의과대학 본과 생활에 따른 시간의 부족은 다른 일을 할 수 있는 여지를 거의 남기지 않았다. 사실 당시 대부분의 대학생에게 대학 입학 이후의 몇 년은 입시로 인해 유예된 사춘기를 겪으면서 자아를 탐색하고 독립된 성인으로 나아가는 질풍노도의 과도기였다. 촛불회 활동과 의과대학 학생회 활동은 고원중에게 거대한 역사적 전환의 시기를 살아가는 청년으로서 자아를 찾고 세상과 교류할 수 있는 기회를 제공하였고, 고원중은 언제나 그렇듯 가장 성실하고 책임감 있게 그에 응답했다. 훗날 학생운동의 본질처럼 여겨진 이념은 그에게는 부차적인 문제였다. 오히려 이 세상에 고통 받는 사람들이 존재하고, 그들을 위해 할 수 있는 일은 조금이라도 최선을 다해 하는 것, 그것이 더 중요한 문제였다.

고원중은 본과에 진입해서 '송촌' 동아리 활동을 시작하였다. 송촌松村은 송촌 지석영 선생님의 호를 따서 지은 의료봉사 동아리로 서울의대에서 1974년에 시작되었다. 송촌은 월 2회 주말진료봉사를 하고 계절 의료봉사를 하는 것을 주 임무로 하고 있고, 그 외에는 독서모임 등 회원들 간의 친목 도모를 위한 활동을 한다. 송촌에서 고원중의 별명은 '원숭이'였다. 송촌은 의료봉사 동아리였지만 당시에는 다른 동아리들과 마찬가지로 학생운동권의 영향에서 완전히 벗어나 있지는 않았다. 하지만 주된 활동은 어디까지나 의료봉사였고 고원중은 다른 일과 마찬가지로 송촌의 활동에도 성심껏 참여하였다.

본과 1학년과 2학년, 기초의학을 공부할 때 고원중의 성적은 중간 정도였다. 강의와 실습은 성실하게 참여했지만 말이 별로 없고, 항상 미소를 짓고 있었지만 주위 동료들은 그가 무슨 생각을 하고 있는지 잘 알 수가 없었다. 의예과 87학번(의학과 89학번)들과 함께 생활을 했는데 두 학번 차이가 나서 동기들은 쉽게 친해지기는 조금 어려웠다. 본과 2학년은 강의를 마친 후 항상 MDL 실습실에서 실습을 하였는데 그때 1번 실습방에는 다음과 같은 이들이 있었다. 강미숙(마취과), 강석원(안과), 강신욱(안과), 강은희(산부인과), 강일모(비뇨기과), 강정윤(비뇨기과), 강행자(재일교포, 귀향), 강형진(소아과), 고정민(내과), 곽봉준(정형외과), 구남훈(마취과), 구형진(안과), 권복규(의사학), 권오현(신경과), 권재희(산부인과), 권정이(재활의학과), 김계민(마취과), 권순욱(이비인후과), 김대영(정형외과), 김규남(가정의학과), 김기홍(외과), 김대연(산부인과), 김대현(마취과), 김동억(신경과), 김동완(내과), 김동윤(신경외과), 김두상(흉부외과), 김명희(산부인과), 김문수(흉부외과), 김문홍(산부인과), 김병곤(신경과), 김병국(피부과), 김병성(정형외과) 등이다. 이들 중 85학번은 고원중을 비롯하여 곽봉준, 권순욱, 김대영 등이 있었는데 고원중은 크게 눈에 띄는 성격이 아니었다. 항상 조용하고 차분하게 공부를 했고, 다른 시간에 무엇을 하는지는 같은 실습 조원들도 잘 알지 못했다. 그러나 같은 공간에서 공부와 실습을 했던 이들 대부분은 고원중에 대해서는 좋은 기억을 가지고 있다. 그렇지 않았다면 이 책의 발간은 불가능했을 것인데 이 책의 발간 비용은 이 동기들이 흔쾌히 나누어 부담했다.

고원중의 본과 1학년 성적은 1학기에는 평점 2.32, 2학기에는 2.51로 과히 우수한 편은 아니었지만 본과 2학년부터는 성적이 올

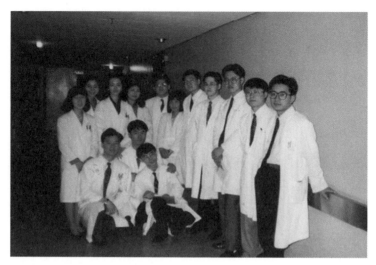

임상실습 조 사진. 가장 오른쪽에서 왼쪽으로 권오현 그리고 고원중이다. 차례로 구형진, 박양수(당시 성형외과 치프 레지던트), 강형진, 강행자, 김규남, 강은희, 권재희, 권정이, 김계민. 앞줄 앉아 있는 남학생은 왼쪽으로부터 강석원, 구남훈, 강정윤이다. 본과 4학년 성형외과 실습 중.

라 1학기 2.95, 2학기에는 3.41을 보였다. 하지만 고원중의 진가는 본과 3학년 임상실습에 들어가서 발휘되었다. 사실 대부분의 의대생에게 임상실습은 대강 준비해서 넘어가면 되는 것이었고 소위 말하는 '족보'를 잘 외워서 시험 성적을 잘 받는 것이 더욱 중요했다. 그러나 고원중은 임상 실습 준비를 매우 꼼꼼하게 했고, 이러한 공부를 즐기는 스타일이었다. 특정 환자에 대해 임상 교수님이 질문을 할 때 막히지 않고 대답할 수 있는 학생은 고원중이 거의 유일했다. 고원중은 환자의 의무기록을 꼼꼼히 보고, 관련 내용을 항상 예습해 왔으며, 같이 실습을 도는 동기들이 질문을 하면 잘 설명해 주었다. 같이 임상실습을 했던 구형진은 고원중이 "공부를 항상 열심히 했고, 임상 실습을 거의 즐기는 것처럼 보이는" 학생이었다고 기억한다. 이미 언급한 바와 같이 고원중과 함께 공부를 한 동기들은 매우 우수한 축이었고, 30년이 지난 지금 상당수가 성공한 개원의 혹은 교수로서 활약하고 있다. 그럼에도 고원중의 학문에 대한 관심과 의학 공부에 대한 열정은 그 안에서도 매우 두드러졌다.

그 결과 고원중은 본과 3학년을 평점 3.44의 상당히 좋은 성적으로 마칠 수 있었으며, 본과 4학년 평점은 3.75로 매우 우수하였다. 본과 1학년부터 4학년에 이르기까지 성적이 꾸준히 올랐음을 알 수 있다.

한편 고원중은 1989년 겨울 무렵 초등학교 동창 이윤진과 본격적인 교제를 시작하였다. 고원중의 동기들은 1991년 이윤진이 연극 공연에 초대한 일을 인상 깊게 기억하고 있었다. 이를 통해 고원중의 인간적 면모를 모두가 알게 되었으며, 이들이 1992년 2월 결혼한 이후 몇몇 동기들과 이들 부부의 인연은 계속될 수 있었다. 고원중은 이윤진과 교제하면서 촛불회 및 송촌의 선후배 동기들과도 종종 함께 만났다. 촛불회와 송촌 사람들은 고원중의 개인적인 삶에서 큰 비중을 차지하였다.

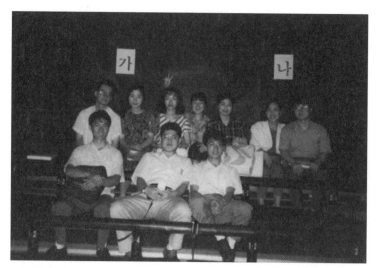

연극 공연 후 임상실습 조원들과 함께 찍은 사진. 뒷줄 오른쪽이 고원중과 부인 이윤진이다.

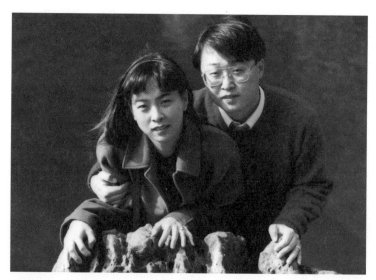

이윤진과의 교제 시절

고원중은 본과 3학년과 4학년 임상실습 기간 중 학업에 충실하였고, 성적도 매우 좋았다. 한편 학생운동과의 인연이 완전히 단절된 것은 아니어서 당시『청년의사』 발간 편집위원회에도 들어가 활동하였다. 지금은 의료계의 유력지가 된 신문『청년의사』는 1991년 당시 의과대학 졸업준비위원회가 모태가 되어 만들어졌다. 당시 학생운동의 영향 아래서 학생회 활동을 하던 이들이 장차 졸업을 하고 의사가 되어 사회에 나가서 어떤 역할을 할지 고민하면서 만든 조직이 졸업준비위원회고, 주요 의과대학에는 대개 이 위원회가 구성되었다.

1991년의 졸업준비위원회는 당시 본과 4학년으로 주로 구성되었고 3학년들이 일부 참여하였다. 즉 의예과 85, 86학번들이 주축이었으며 이들은 1992년 졸업한 후에 졸업생은 100만 원, 학생은 10만 원 정도의 기금을 모아 1992년 신문『청년의사』를 정식으로 창간하였다. 1992년 정기간행물 등록이 되기 전에도『청년의사』는 1991년 여름부터 4~5회 정도 비정기적으로 간행되어 의과대학과 의사 사회에 배포되었는데 고원중은 1991년 본과 3학년 때부터 이 신문의 편집위원회에 참여하였다. 편집위원회는 대략 30~40명의 인원으로 구성되었는데 그중 한 명으로 기획을 하고 기사를 쓰는 일을 맡은 것이다. 고원중은『청년의사』기금 모금에 참여하였고, 전공의 시절은 물론 국립환경연구원에서 공중보건의 생활을 할 때에도 기사를 작성하거나 기사를 만드는 데 도움을 주었다. 특히 국립환경연구원과 보건산업진흥원에서 보건의료정책을 다루면서 기명, 혹은 익명으로 많은 제보와 아이디어 제공을 했다고 한다. 『청년의사』 박재영 주간의 말에 따르면 삼성병원 교수가 된 이후 세상을 떠나기 직전까지 결핵 등 우리나라의 보건의료정책과 관련하여 많은 정보를 제공했다. 즉 『청년의사』의 원년 멤버 중 한 사람으로 전공의와 공중보건의 시절까지는 활발하게 이 신문의 활동에 참여하였으며, 그 이후에도 관심을 잃지 않고 지속적인 도움을 준 것이다.

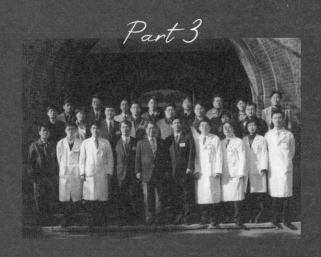

Part 3

결핵을 전공으로 선택하다

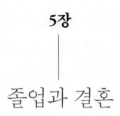

5장

졸업과 결혼

1992년 2월 15일에 결혼한 고원중은 서울 불광동 미성아파트에서 신접살림을 시작했다. 결혼식 날은 눈이 많이 내렸고, 야외 촬영도 그 때문에 취소할 수밖에 없었지만, 해군회관에서 한 결혼식에는 동기와 선후배들이 많이 와서 축하해 주었다. 1993년 의과대학을 졸업한 고원중은 면허번호 50296번으로 대한민국 의사 면허를 취득하였고, 서울대학교 병원에서 인턴 생활을 시작하였다. 인턴 생활은 누구나 할 것 없이 바쁘고 힘들었으며 집에 들어올 수 있는 시간도 거의 없었다. 그 와중에도 고원중은 『청년의사』의 편집위원으로 참여하였고, 고원중의 신혼집에서 가끔 기획 회의를 열기도 했다. 고원중은 인턴 시절 응급실에서 자해한 사형수를 치료하게 된 경험을 인상 깊게 간직했다. 몇 사람이 달려들어 간신히 살려 놓았더니 이윽고 형사들이 수갑을 채워 다시 데려갔다고 한다. 사람을 사형시켜야 하니 그를 살려야 하는 의사의 숙명, 고원중은 그 기억으로 한동안 힘들어 했다.

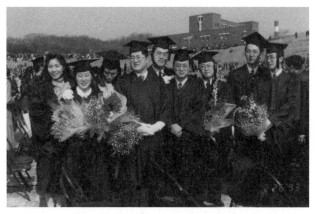

1993년 2월 26일. 의대 졸업. 오른쪽에서 세 번째가 고원중이다.

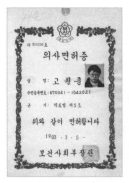 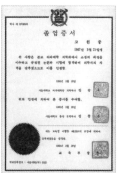

고원중의 졸업증서와 의사면허증

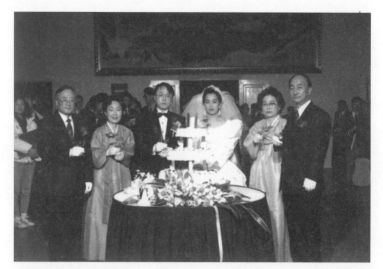

결혼식. 1992년 2월 15일.

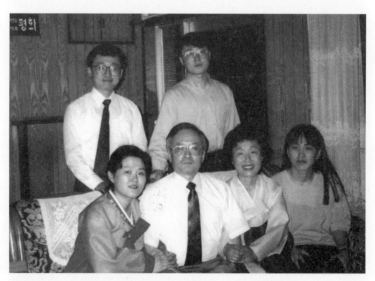

가족 사진. 뒤가 형 원용과 원중, 앞줄 왼쪽부터 형수, 부모님 그리고 이윤진이다.

Part 3. 결핵을 전공으로 선택하다

6장

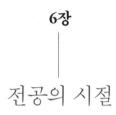

전공의 시절

고원중은 매우 우수한 성적으로 1년의 인턴 생활을 마치고 1994년 서울대병원 내과 레지던트 생활을 시작하였다. 고원중이 내과를 선택하게 된 계기에 대해서는 여러 이야기가 있지만 내과 레지던트 동기인 김철현에 의하면 당시 서울대병원에서는 공부에 좀 관심이 있는 사람이면 내과, 그중에서도 바이탈^{vital}과인 호흡기나 순환기를 선택하는 분위기가 있었다고 한다. 고원중은 임상실습 때부터 환자를 꼼꼼히 살피는 성격임을 누구나 알고 있었기 때문에 그가 내과를 선택한 것은 매우 자연스럽게 여겨졌다. 당시에는 내과 레지던트 경쟁이 그리 심한 편이 아니었고 본격적인 의사의 길을 택하려는 사람에게는 더욱 그러했다. 사실 내과를

선택함에 있어 고민이 전혀 없
었던 것은 아니었는데 한때 고
원중은 재활의학과와 영상의학
과를 고려해보기도 하였다. 정신
과와 함께 이 두 과는 당시에 좀
편하고 응급이나 중증 환자가
없어 인기가 높았던 과였다. 그
러나 고원중은 역시 본인의 성
격대로 내과를 택하였다. 전공의

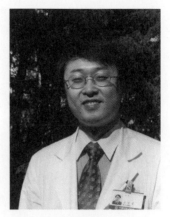

전공의 시절의 고원중

생활을 시작하면서 고원중 가족은 집도 불광동에서 서울대병원
인근의 아남아파트로 옮겼다. 전공의 1년 차 생활은 몹시 바빠서
집에 들어올 시간도 별로 없었다. 이따금 집에 들어올 때도 12시
가 넘겨 들어와 6시 이전에 출근해야 했다.

전공의 2년 차 시절인 1995년 3월 고원중 가정에 새 식구가 찾
아왔다. 아내 이윤진이 임신을 한 것이다. 하지만 고원중은 전공
의 생활로 몹시 바빠서 아내를 챙길 겨를이 없었고, 이윤진은 서
울대병원에서 산전검사를 받을 때도 종종 혼자 가야 했다. 1995년
11월 27일 새벽에 양수가 터졌는데, 마침 집에 있었던 고원중은
부인을 데리고 서울대병원 산과에 입원시키고 나서 내과에 본인
업무를 하러 가야 했다. 오후 3시에 첫 아들이자 유일한 자녀인

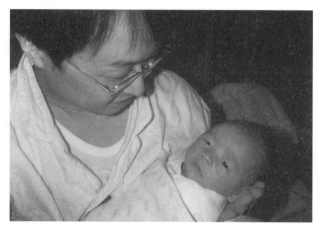

아들 출생. 1995년 11월 27일.

아들(고성민)이 태어났고 이윤진이 회복실을 거쳐 병실에 가서야 고원중은 아들을 처음 만날 수 있었다. 당시 "웃지도, 울지도 않으면서 약간은 상기된 신기해하는 표정"을 지었다고 이윤진은 회상한다. 고원중은 감정 표현이 풍부한 사람은 아니었다. 힘들 때도 힘들다는 내색을 하지 않았고, 기쁠 때도 감정을 밖으로 드러내지 않았다. 좋은 일이 있거나 만족할 때는 그저 씩 웃는 미소가 그의 특징이었다.

아들은 3.2kg으로 건강하게 태어났고 이윤진은 친정에서 산후 조리를 하였으며, 이와 더불어 고원중도 당분간 처가에서 생활하게 되었다. 그런데 아기가 백일 무렵 선천성 탈장을 앓고 있다는

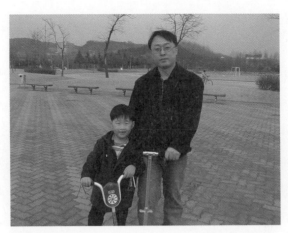
2001년, 아들과 함께

것이 발견되었다. 엄마는 아기를 데리고 부랴부랴 서울대병원 응급실에 가서 응급 처치를 받았지만 이때도 고원중은 전공의 일로 바빠 처음부터 같이 할 수 없었다. 많은 의사들이 이렇게 살아가지만 아내 이윤진은 이런 일에 대해 한 번도 불평한 적이 없고, 의사 아내로서의 숙명을 받아들이고 살았다. 이들 부부는 초등학교 시절부터 서로를 너무나 잘 알고 깊게 이해하는 커플이었다. 그런데 그 무렵에 이 부부가 살던 아남아파트에 도둑이 들었다. 남편이 집에 매일 들어올 수도 없고, 게다가 아기가 아직 어렸기 때문에 이윤진은 이러한 이유로 당분간 친정에 들어가 살기로 결심했다. 그래서 고원중 부부는 1996년 가을부터 녹번동의 처가에서 처가살이를 했다. 이 처가살이는 고원중이 전공의를 마칠 때까지 이

Part 3. 결핵을 전공으로 선택하다

어졌다.

　고원중은 늘 바쁜 생활로 인해 아들과 보낼 수 있는 시간은 그리 많지 않았지만 잠시라도 여유가 생기면 가족과 함께 보내는 좋은 가장이자 아버지였다. 특별한 취미나 여가 활동은 하지 않았던 그에게 가족과 함께 보내는 시간은 삶의 유일한 낙이었다. 아들 고성민도 탈장 수술과 오목가슴 수술 등 몇 번의 힘든 시간이 있었지만, 부모의 기대만큼 잘 자라서 서울대학교 물리학과에 입학하였다. 이는 고원중의 큰 보람이고 자랑이었다.

　고원중은 전공의 생활 중에서도 학생 교육에 깊은 관심을 가지고 의학교육연수원에서 제공하는 '전공의의 학생실습 지도와 평가방안 개발 워크숍'에도 능동적으로 참여했다. 그에게 교육과 연구를 주로 하는 아카데믹 메디신은 숙명이었다. 언제나 교육자와 연구자를 꿈꾸었지 개원의가 되겠다거나 하는 생각은 없었다. 또한 그는 학생과 후배들을 교육하는 것을 즐거워했다. 후에 삼성서울병원에서 임용이 된 후 2004년과 2005년 공히 'Best Teacher'상을 수상한 것은 그가 이렇듯 교육을 사랑하고, 즐거워했기 때문에 가능했다. 타고난 의학자이자 교육자, 고원중의 그러한 모습은 전공의 시절부터 두드러졌다. 그렇기 때문에 서울의대 내과학교실 동문회는 고원중에게 1997년 '우수전공의상'을 수여하였다. 이 상

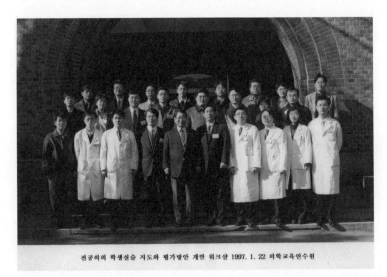

전공의의 학생실습 지도와 평가방안 개발 워크샵 1997. 1. 22 의학교육연수원

앞줄 오른쪽에서 세 번째가 고원중이다.

은 환자 진료뿐 아니라 연구 및 학생 교육에도 탁월한 전공의에
게 주는 것이었다.

　내과 3년 차인 1996년 무렵 고원중은 내과 중에서 어떤 전공을
해야 할지 깊이 고민하게 되었다. 가장 큰 후보는 호흡기내과 또
는 감염내과였다. 그런데 당시에 서울대병원의 호흡기내과는 결
핵을 포함한 감염성 질환 환자들이 주종을 이루고 있었다. 때문
에 결핵을 중심으로 하여 고원중에게 호흡기와 감염은 자연스럽
게 연결되었고, 특히 결핵은 많은 환자 수에 비해 제대로 깊이 있
는 연구가 되어 있지 않은 현실이 고원중의 마음에 깊이 와닿았

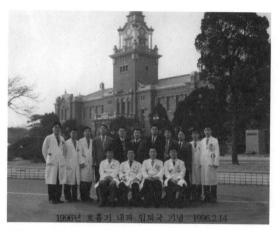

1996년 호흡기 내과 입퇴국 기념 1996.2.14

뒷줄 오른쪽에서 세 번째가 고원중

다. 특히 전공의로 재직할 당시 고원중의 장모가 젊은 시절 앓았던 결핵이 재발하여 서울대병원에서 치료를 받게 되었는데 결핵약의 부작용으로 말미암아 시력이 저하되는 일이 있었다. 약을 교체한 다음 시력은 다시 정상으로 돌아왔지만 고원중은 이 사건을 평생 마음에 깊이 새기게 되었다. 이 일은 고원중이 호흡기내과, 그 중에서도 결핵을 전공하게 되는 데 상당한 영향을 미쳤다. 즉 어찌 보면 가장 흔한 호흡기 감염 질환인 결핵에 대해서도 제대로 된 진료가 이루어지지 않았다는 자책감과 함께 이러한 현실을 어떻게든 개선해야겠다는 책임감 등이 함께 겹쳐 호흡기내과, 그 중에서도 결핵을 전공으로 삼게 된 것이다.

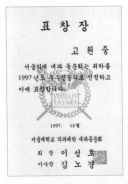
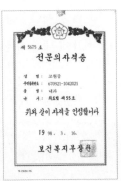

고원중의 우수전공의 표창장과 전문의 자격증

고원중은 서울대병원에서 전공의로 일하면서 4년 차 때 3개월 간 삼성병원 내과에 파견 생활을 한 적이 있었다. 이때 삼성병원 의 시스템에 대해 깊은 인상을 받았고, 어느 정도는 구태의연한 진료 행태와 문화를 가지고 있던 서울대병원과 달리 젊고 유능한 스태프들이 많았던 새로 설립된 병원에서 할 수 있는 일이 더 많 겠다고 느꼈다. 또한 당시 서울대병원 호흡기내과는 실험 연구에 중점을 두는 분위기였는데 임상연구clinical research를 위한 고원중은 동 물실험이 자신에게는 잘 맞지 않는다고 느꼈다. 전공의 때의 이러 한 인상은 훗날 고원중이 삼성병원으로 취업을 하게 된 동기 중 하나였다. 고원중은 1994년 3월부터 1998년 2월까지 서울대병원 내과에서 레지던트 생활을 하였고, 1998년 전문의 면허(5675) 내과 전문의를 취득하였다. 한편 전공의 생활을 하면서 대학원을 다녔 으며 1997년 2월에 서울의대에서 석사 학위를 취득하였다. 석사

Part 3. 결핵을 전공으로 선택하다

학위 논문은 「고립성 폐결절에 대한 진단적 접근: 악성결절과 양성결절의 감별지표에 대한 재검토」였다.

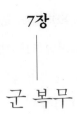

7장

군 복무

　내과 전문의를 취득한 고원중은 군복무를 마쳐야 했다. 1998년 군의 28기로 입소한 고원중은 기초 군사훈련을 마치고 1998년 4월부터 공중보건의사로 국립환경연구원 환경역학조사과에서 복무를 시작하였다. 이와 함께 고원중은 아내와 아들을 데리고 녹번동 처가에서 인근인 홍제동의 홍제원 현대아파트로 이사하였다. 2004년까지 이들 부부는 홍제원 현대아파트와 인근 인왕산 현대아파트를 오가며 생활했고, 2004년 10월에 삼성병원이 자리 잡은 일원동으로 이사하게 된다.

　집에서 가까운 불광동에 있던 국립환경연구원에서 단조로운 시간을 보내던 고원중은 1999년 5월 공중보건의 2년 차 때 광화문에 자리 잡은 '보건의료기술 연구기획평가단'으로 자리를 옮기게 되었다. 연구 기획에 관심이 많았을 뿐 아니라 보건의료기술 연구기획평가단을 맡고 있던 당시 서울의대 교수들이 고원중의 능력을 인정했기 때문이었다. 보건의료기술 연구기획평가단은 고 고창순 서울의대 교수가 1995년 2월 14일에 설립한 보건복지부 산하 조직으로 의학 및 약학, 의료기기 분야에서 우리나라의 대표적인 연구자들이 상근 및 비상근으로 근무했고, 특히 서울의대 생화학교실 박상철 교수, 미생물학교실의 차창룡 교수가 상근으로 일하면서 보건의료기술연구사업의 기획 및 평가를 전담하였다. 1999년 이후 연세의대 예방의학교실 김일순 교수가 단장, 차창룡 교수가 부단장을 맡고 차창룡 교수가 실제 기획 업무를 총괄하면서 고원중을 비롯한 여러 공중보건의 및 연구원들과 함께 일하였다. 또한 평가단의 실무를 맡은 좌용권 실장이 함께 참여하여 보건의료기술연구사업의 기틀을 잡는데 많은 노력을 하였다. 당시에는 보건의료기술 연구의 개념이 별로 없었고, 정부가 의학연구개발$^{Research \& Development}$에 예산을 투입해야 한다는 생각이 희박했던 때라 이 조직은 의학 분야에 정부 연구비를 끌어오는데 큰 역할을 하였다. 보건의료기술연구 개발사업에는 의과학, 신약, 뇌의약학, 의료기기, 식품, 의료정보, 한의학 등 여러 세부 프로그램이 있었다. 이 중에서 당시 공중보건의 신분이었던 고원중

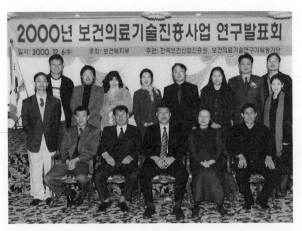

2000년 보건의료기술진흥사업 연구발표회 장면, 뒷줄 오른쪽에서 네 번째

은 의과학 분야의 실무 담당자 자격으로 여러 저명 교수들과 함께 암, 만성질환, 감염성질환 등 다양한 분야의 과제 기획 및 평가를 담당하였다. 이때 고원중이 관할했던 과제 중에는 결핵을 비롯한 호흡기와 감염성 질환과 관련된 연구들이 많이 있었다.

2년에 걸친 보건의료기술 연구개발 실무 경험은 고원중에게 의과학 연구의 다양한 스펙트럼을 보는 시야를 키워 주었다. 그리고 의과학 연구는 당장의 산업적, 경제적 이득을 지향하기보다는 질병에 대한 근원적인 이해를 도모해야 한다는 확신을 강화시켜 주었다. 즉 고원중은 진료중심의학practical medicine 보다는 학술중심의학academic medicine을 지향하고자 하였고, 임상의사뿐 아니라 의과학자로서 질병의 근원적 이해를 추구하는 것이 결과적으로 환자들에게 도움이 된다는 확신을 가지고 있었다. 특히 결핵과 같이 환자는 많지만 약제는 한정되어 있고, 그나마 약제내성과 약물 부작용으로 인해서 사용 가능한 치료가 부족한 질병에 대해서는 더욱 그러했다. 고원중으로서는 이러한 상황에서 진정한 의학자의 길을 가는 편이 그가 젊은 시절 추구했던 이상을 지속적으로 추구하는 것이었다. 후배 전경만 교수는 "내가 할 수 있는 인류의 봉사는 새로운 지식을 찾아내고, 새로운 진료를 하는 것이라 생각한다"는 고원중의 말을 회상한다. 그의 삶은 바로 그러한 길을 따라간 여정이었다.

당시에는 우리나라 의학연구의 수준이 높지 않았고, 기초연구를 추구할 학문적 역량이 크지 않았으며 자원도 부족했기 때문에 의학연구는 대부분 관찰, 임상연구의 수준에 머물러 있었다. 그러나 고원중은 연구개발 과제를 기획하고, 또 평가하는 작업을 하면서 의학연구가 매우 중요하며, 의사들이 연구에서 더욱 적극적인 역할을 해야 한다는 사실을 깊이 깨달았고, 본인이 그러한 길을 가고자 결심했다. 언제나 그러하였듯 고원중은 책임감이 매우 강했고, 주어진 일은 항상 완벽하게 수행해 내었다. 자기주장은 항상 강했지만 그렇다고 하여 주위 사람들과 충돌하거나 하는 일은 없었고 타 직종, 타 직역의 사람들과도 항상 원만하고 부드러운 관계를 유지하였다. 이러한 인품으로 인해 고원중은 동료 의사들 뿐 아니라 행정직원들 사이에서도 신망이 높았다. 당시에 이 연구 기획평가단의 분위기는 관료적 색채가 옅고 뭔가 일을 해 보겠다는 열정으로 충만한 조직이어서 참여 교수와 공중보건의들 그리고 직원들이 업무가 끝난 뒤에도 늦게까지 술잔을 기울이곤 하였는데 고원중은 이런 자리에 빠지는 법이 없었고, 항상 끝까지 남아 있던 사람 중의 한 명이었다고 함께 복무를 했던 김병곤은 회상한다. 이 술자리는 친목 모임인 '웃자모'의 결성으로 이어지는데 당시 부단장을 맡았던 차창룡 교수를 중심으로 공중보건의였던 고원중, 김병곤, 김성현, 박원(연세의대 졸, 현재 삼성병원 방사선종양학과 교수) 및 몇몇 직원들이 일 년에 한 번가량 모여 친목을 도모하는 모임이었고 이 모임은 최근까지도 지속되었다.

1999년 2월에 '한국보건산업진흥원'이 설립되면서 '보건의료기술개발 연구기획평가단'은 국립환경연구원을 떠나 보건산업진흥원의 일개 조직으로 흡수되었다. 고원중은 이러한 상황에 누구보다 분개하였고 관련 공무원들에게 반대 의사를 강력하게 표명하였다. 보건산업진흥원은 당장 실용 가능한 의료 관련 기술 개발을 목적으로 하는 조직으로, 이렇게 되면 장기적인 안목과 호흡이 필요한 질병의 기전 연구 및 혁신적인 치료기술 개발 등에 대한 지원이 약화될 것이라는 우려 때문이었다. 사실 이후 우리나라 의학

연구의 전개 양상을 보면 고원중의 생각은 전혀 틀린 것은 아니었다. 이제 막 자라나던 기본적인 의학연구의 싹이 꺾이게 되었는데 가장 최전선에서 이를 기획하고 실행했던 장본인인 고원중이 가만히 있을 수는 없는 법이었다. 하지만 일개 공중보건의가 정부의 정책 방향 앞에서 할 수 있는 일은 별로 없었고, 당시는 IMF 경제위기가 온 나라를 덮친 때였기 때문에 돈이 되지 않는 기본 의학연구라는 것은 정책 당국자의 눈으로 볼 때는 사치스러운 것이었다. 보건의료기술개발 연구기획평가단이 한국보건산업진흥원으로 흡수되기 전인 1999년 4월 고원중은 당시 소속이던 국립환경연구원에서 그간의 업적을 인정받아 '국립환경연구원장상'을 수상하였다.

한편 고원중은 공중보건의사로 근무하는 중에서도 전공 공부를 게을리하지 않았다. 서울아산병원 중환자진료팀은 1993년부터 매년 아산기계환기워크숍Asan Mechanical Ventilator Workshop을 개최하였는데 고원중은 군복무 중인 1999년 이 워크숍에 참여하였다. 그때 이 프로그램 책임자였던 아산병원 고윤석 교수에게 메일을 보내어 군 복무 중인 의사는 등록비를 낮추어 달라고 요청하였다고 한다. 고윤석 교수는 이때 호흡기내과 후배가 되는 고원중을 처음 알게 되었는데 그 요청을 하는 근거가 너무 뚜렷하고 깍듯해서 들어줄 수밖에 없었다고 한다. 그래서 워크숍 자리에서 고원중이 과연 왔는지부터 찾아보았는데 그 첫인상이 너무 마음에 들어 아산병원으로 데려오고 싶었다고 회상하였다. 즉 고원중은 공중보건의로서 행정적 업무를 주로 수행하고 있는 와중에도 호흡기내과 의사로서의 역량을 유지하고 연마하기 위해 최선을 다했던 것이다.

가정적으로 군 복무 3년은 고원중의 인생에서 미국 연수 시절과 함께 그나마 가족들과 가장 많은 시간을 함께 보낼 수 있었던 시기였고, 어린 아들과 부인과 함께 틈나는 대로 여행도 다니고 즐거운 시간을 가질 수 있었다. 그런데 이 시기 동안에 고원중이 가장 몰두했던 것 중 하나는 영어 공부였다. 고원중은 공중보건의 시절 동안 새벽마다 영어학원을 다녔고, 자기 전에도 교육방송 등을 통해서 두세 시간은 꼭 영어를 공부하였다. 때로 영화를 보거나 라디오 영어 방송을 들을 때면 볼륨을 하도 높여서 가벼운 소음성 난청이 오기도 했다. 영어에 대한 고원중의 열정은 평생 동안 지속되어 항상 영어를 손에서 놓은 적이 없었다. 고원중의 수많은 국제적인 학문적 업적은 이렇듯 영어가 기본을 받쳐 주었기에 가능한 것이었다. 그의 영어 공부는 2019년 7월까지 하루도 빠지지 않고 이어졌다.

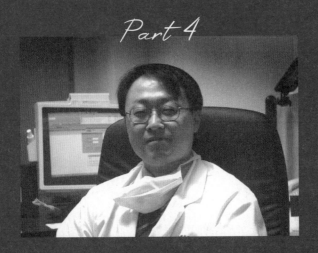

Part 4

의학자의 길로 들어서다

8장

의학자의 길로 들어서다

2001년 4월, 군 복무를 마친 고원중은 삼성서울병원 호흡기내과에 임상전임강사(펠로우)로 입국하였다. 삼성서울병원을 택한 이유는 전공의 시절 삼성서울병원으로 파견을 나갔을 때 삼성병원의 시스템과 의욕적인 젊은 스태프들로부터 깊은 인상을 받았기 때문이었다. 구태의연하고 전통적인 방식을 유지했던 서울대병원과는 달리 이곳이라면 본인이 이상적으로 생각했던 연구를 자유롭게 할 수 있을 것이라는 확신이 있었기 때문이었다. 당시 삼성서울병원은 개원한 지 몇 년 안 되었던 병원이었고, 해외에서 연수를 마치고 의욕에 찬 여러 젊은 스태프들의 열정이 충만했던 조직이었다.

  고원중은 삼성서울병원 펠로우 시절 호흡기내과 중에서 중환
자의학에 잠시 관심을 보였다. 생사를 다루는 중에서도 가장 흥미
로운 전공이었기 때문이었다. 그러나 곧 이를 포기하였는데 그 이
유는 본인이 기관 삽관과 같은 손으로 하는 시술을 능숙하게 할
수 없다는 생각에서였다. 사실 고원중은 사색과 판단을 주로 하는
의사의 업무에 더 적합했지 외과와 같이 능숙한 손기술 작업^{manual}
^{work}을 하는 데는 좀 서툴렀던 것도 사실이었다. 하지만 세심한 환
자 관찰과 기록, 문헌 연구 그리고 성찰과 판단에 있어 그는 누구
에게도 뒤지지 않는 끈질기고 성실한 의사였다. 그래서 그는 근거
중심의학$^{Evidence Based Medicine}$을 국내 임상에 들여온 개척자 중 한 사람
이 되었다. 그가 펠로우로 일할 2천년대 초기에도 우리나라의 임
상, 특히 내과 임상은 환자의 임상 상황이나 위험인자$^{risk factor}$에 대
한 별다른 고려 없이 진단이 붙으면 이전에 하던 관행대로 일률적
인 검사를 하고 처방을 하던 것이 관례였다. 또한 그것이 가장 안
전한 길로 여겨지고 있었는데 이러한 접근방식은 다른 질환에도
그러하지만 특히 다제내성결핵 그리고 비결핵항산균폐질환에는
맞지 않는 접근법이었다. 다제내성결핵은 기존의 약물에 저항성
을 보이는 결핵이었고, 비결핵항산균폐질환은 이전의 결핵에 대
한 접근법으로는 이해가 가지 않는 유형의 질환이었기 때문이다.

하지만 고원중의 성실성 그리고 엄밀한 과학에 대한 추구는 그러한 관행을 따르는 임상 접근방식clinical approach을 용납하지 않았다.

근거중심의학EBM은 라임 주스를 먹인 영국 해군 수병들에게서 괴혈병 발병이 줄어들었음을 관찰한 18세기 제임스 린드의 실험까지 거슬러 올라가지만 이 용어를 처음 도입한 것은 1987년 데이비드 에디David M. Eddy에 의해서였다. 그는 1990년 미국의사회지 JAMA에 논문Practice Policies: Guidelines for Methods을 써서 "활용 가능한 증거를 기술하고… 이를 표준 진료나 전문가들의 신념 대신에 특정 의료 정책에 적용하는 것"이 근거중심의학의 목적이라고 주장하였다. 그때까지 진료는 경험에 입각한 전문가 집단의 판단에 대개 의존하였으며, 이것이 표준진료standard practice로 간주되었다. 그러나 이중맹검임상시험이나 전향적 임상연구와 같은 역학조사의 결과 그러한 표준진료의 상당부분이 환자에게 도움이 되지 않거나 오히려 해롭다는 사실이 알려졌고, 그래서 양질의 진료는 과학적으로 입증된 증거에 기반하여 이루어져야 한다는 것이 근거중심의학의 주장이다. 그러한 증거는 이중맹검시험처럼 매우 엄격하게 과학적인 수준의 증거로부터 증례 보고case report처럼 일반화하기 어렵지만 이미 있다고 여겨지는 수준의 증거까지 다양하지만 임상가는 자신의 경험과 함께 이러한 증거들을 고려해서 검사 및 치료를 결정해야 한다는 것이다.

근거중심의학은 미국에서도 1990년대 이후 본격적으로 나타나는 흐름이어서 2000년대 초반 우리나라에서는 막 소개되는 상황이었는데, 이를 제대로 임상에 적용한 선구자가 바로 고원중이었고, 이러한 접근방식은 고원중의 과학적이고 분석적인 성격과 맞아 떨어졌다. 그가 이루어낸 수많은 연구 업적들은 바로 이런 과학적이고 올바른 진료를 하고자 하는 열망에서 비롯된 것이었는데 근거중심의학의 정신에 따르면 올바른 진료란 올바른 진료 방침, 혹은 가이드라인에 입각한 진료이어야 하며, 또 그것은 증거에 대한 학문적 탐구가 없이는 불가능한 일이기 때문이다. 즉 그는 펠로우 이후 아카데믹 메디신의 영역에서 보낸 평생을 연구와 진료를 일치시키기 위해 살았고, 이는 후배 의사들에게도 여전히 귀감이 되는 모습이다.

고원중은 전공의 시절에 다제내성결핵에 관심을 가지고 이에 대한 논문을 쓰기도 하였다. 다제내성폐결핵에 대한 고원중의 관심은 이 병을 앓은 장모가 서울대병원에서 치료를 받던 중 시각장애가 생기는 부작용으로 고통을 겪은 데 일부 기인하기도 하였지만 1990년대 호흡기내과의 주요 환자가 다제내성폐결핵 환자였던 것과도 깊은 관련이 있다. 우리나라는 지금도 OECD 국가중 결핵 발병률이 가장 높은 나라이며, 다제내성폐결핵 환자 역시상당히 많다. 이들은 별다른 치료법이 없어 장기간 고통을 받을

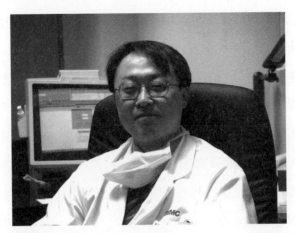
2002년 진료실에서

수밖에 없는, 의료적 해결이 시급한 환자군이었다. 그런데 비결핵
NTM 폐질환은 당시부터 다제내성폐결핵으로 오진되는 경우가
종종 있었다. 2000년대 초반에 비결핵항산균폐질환은 미국 등지
에서는 일부 연구가 되어 있었지만 국내에서는 생소한 개념으로
국내 호흡기내과 교수들 대부분은 이 개념을 알지 못 하였거나
혹은 질환으로 인정하지 않은 상태였다. 당시에는 내과 집담회 등
에서도 교과서를 리뷰하는 정도의 토의가 많았고, 최신 지견이나
질환에 대한 저널 리뷰는 그리 흔하게 이루어지지 않았던 때였다.
인터넷이 널리 활용되기 이전이었고, 최근의 논문 등을 바로바로
접하기도 쉽지 않았기 때문이었다.

Part 4. 의학자의 길로 들어서다

그러나 당시 펠로우였던 고원중은 호흡기내과 집담회에서 최신 논문과 진료지침 등을 소개하고 삼성서울병원의 많은 다제내성 폐질환 환자들이 사실은 비결핵항산균폐질환이었음을 밝혔다. 그는 이를 위해 교수들이 진료한 다제내성폐결핵 환자들의 의무기록을 일일이 확인하고 비결핵항산균폐질환 관련 검사들을 추가하였다. 당시에는 의무기록이 전산화되지 않았던 때라 이를 위해서는 매일 의무기록실을 방문하여 차트를 대출하고 열람하는 번거로운 일을 해야만 했다. 여기에 고원중은 다양한 메모를 첨부하여 삼성서울병원의 비결핵항산균폐질환 환자들의 정보를 체계적으로 관리하기 시작하였고, 이 자료들을 이용하여 비결핵항산균폐질환에 대한 임상연구 결과들을 발표하기 시작하였다. 그 최초의 결과는 대한영상의학회지$^{Korean Journal of Radiology}$ 2002년 9월호에 「Non-tuberculosis mycobacterial pulmonary diseases in immunocompetent patients」로 공식적으로 발표되었다. 비결핵항산균$^{Non Tuberculosis Mycobacterium, NTM}$이란 일반적인 결핵균$^{Mycobacterium tuberculosis}$이 아닌 다른 마이코박테리움을 의미하며 이들은 환경 내에 존재하지만 평소에는 사람에게서 질병을 잘 일으키지는 않는데, 면역 저하와 같은 특별한 상태에서 감염을 일으키게 된다. 이들의 진단은 임상 증상과 방사선 영상 소견 그리고 미생물학적 검사를 통해 가능하다. 이 논문은 고원중이 비결핵항산균 연구의 길로 접어든 이정표가 된 논문이며, 그는 평생을 이 비결핵항산균 연구에 바쳤다.

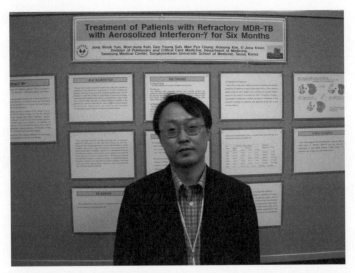

2002년 ATS Atlanta, 첫 해외 발표였다.

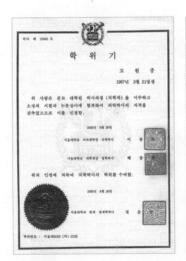

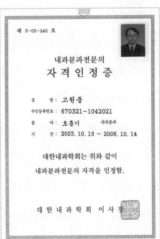

고원중은 2003년 서울대학교 대학원에서 「식염수 세척으로 유발한 토끼의 급성 폐손상 모델에서 반복적인 derecruitment와 연관된 폐손상과, 이를 완화하기 위한 폐포복원술의 유용성」이라는 학위 논문으로 박사학위를 받았다. 석사 학위 논문은 임상자료를 활용한 임상연구$^{clinical research}$였는데 박사학위 논문은 토끼를 사용한 동물실험이었다. 즉, 고원중은 박사학위 논문 작성 과정에서 임상연구뿐 아니라 실험 연구$^{experimental study}$를 하는 데도 능숙해졌으며, 이는 후에 그가 기초의학과 함께 중개연구를 하는 데도 매우 유리한 조건이 되었다. 임상의사이면서도 벤치에서 하는 실험 연구에도 익숙한 사람, 고원중이 탁월한 연구업적을 내게 된 데는 이러한 점을 무시할 수 없다.

2002년 고원중은 아틀란타 시에서 열린 미국흉부학회$^{American Thoracic Society}$ 학술대회에서 처음으로 국제 학술대회 포스터 발표자로 참여하였다. 포스터 제목은 'Treatment of Patient with Refractory MDR-TB with Aerosolized Interferon-Gamma for Six Months'였다. 이는 기존 약제에 반응하지 않는 다제내성결핵 환자에 대해 감마 인터페론을 적용해 본 연구로서 결핵 연구자로서 고원중이 국제무대에 등장하는 첫걸음이 되어 주었다.

2003년 박사학위 취득과 함께 고원중은 호흡기내과 분과전문의의 자격 인정을 받았다. 독립적 연구자이자 임상의사로서의 자격이 완전히 갖추어진 것이다. 이제 그의 앞날에는 거칠 것이 없어 보였다.

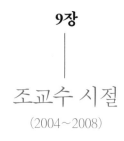

9장

조교수 시절

(2004~2008)

2004년 고원중은 삼성서울병원 내과 그리고 성균관의대 내과 학교실에 조교수로 임용되면서 본격적인 의과대학 교수의 커리어를 쌓기 시작했다. 기존의 비결핵항산균 연구는 더욱 확대되어 관련 연구결과들이 이 시기부터 국내외 학술지에 게재되기 시작하였다. 이와 더불어 우리나라가 일본 다음으로 아시아에서 이 분야 연구를 활발하게 하는 나라가 되었다. 이 분야의 선진국인 미국과 유럽 등지에서도 삼성서울병원 고원중의 연구 결과에 주목하게 되었고, 특히 아시아에 흔한 마이코박테리움 아세수스^{Mycobac-}^{terium ascessus} 질환 연구는 고원중을 중심으로 하는 삼성서울병원 연구진이 세계적인 선두 그룹을 형성하였다.

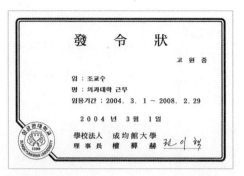

고원중의 조교수 임명 발령장

연구에 바쁜 와중에서도 고원중은 의대 교수로서 해야 할 사
회봉사 활동도 꾸준히 하였다. 2002년 10월부터 2004년 9월까지
는 산업안전보건연구원 진폐정도관리 실무위원회 위원을 지냈고,
2004년부터 2011년까지는 산업재해보상보험심사위원회 자문위
원을 지냈다. 또한 2007년부터 2008년까지는 대한결핵및호흡기
학회 보험위원 그리고 결핵퇴치공공민간협력위원회 위원을 지냈
다. 이후에도 고원중의 이러한 공적 사회봉사 활동은 계속되는데
그에게 의학이란 개별 환자의 치료에 머물지 않고 사회적인 실천
의 모습까지를 의미했기 때문이다. 결핵은 어쨌든 전염병이었고,
결핵으로 고통 받는 환자들을 줄이기 위해서는 사회적인 협력체
계가 필요했다. 그는 사회가 필요로 하는 전문지식을 기꺼이 제공
하는 지식인이기도 했다.

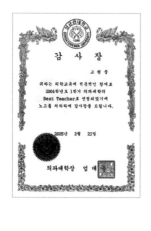

조교수로 임용된 이후 고원중은 2004년 9월과 2005년 9월 성균관의 과대학 5학년(본과 3학년) 학생들로부터 'Best Teacher'로 선정되었다. 이 명예는 그 학기의 가장 훌륭한 교육을 한 교수에게 수여되는 것으로 그의 강의는 학생들에게도 깊은 인상을 주었다. 고원중은 전임의 시절부터 콘퍼런스나 외부 심포지엄 등에서도 강의를 잘하기로 이름이 나 있었다. 심지어 호흡기내과 전문의들도 고원중의 강의가 있을 때는 기꺼이 참석해서 들으려 하였는데 그만큼 배워가는 것이 많았기 때문이다. 고원중은 항상 강의 자료를 최신 지식으로 업데이트 하는 것을 게을리하지 않았고, 전달력 또한 좋았으며 열정적으로 강의하였다. 교수의 입장에서 교육 실력이란 사실 학생과 동료들이 인정해 주는 것이다. 그런 점에서 고원중의 교육 능력은 탁월했다 하지 않을 수 없다.

고원중의 교육 실력이 탁월했던 데는 항상 전공 지식을 공부하고 최신 지식을 갖추려는 노력뿐 아니라 평소 책 읽기를 좋아했던 성격도 한몫을 하였다. 학생 때부터 사회 문제에도 관심이 많았던 그는 인문학과 사회학 분야에 대해서도 상당한 지식을 쌓고

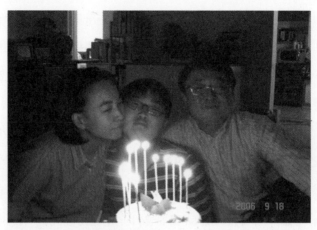
2006년 9월, 처 이윤진 생일에 가족들과

있었다. 늘 손에서 책을 놓지 않았으며, 관심의 폭도 매우 넓었다. 사실 고원중에게는 골프나 낚시 등 흔히 또래 남자들이 즐겨 하는 취미생활이 거의 없었다. 사회생활을 위한 술자리는 빠지지 않았지만 일부러 주연을 찾아다니는 성격도 아니었고, 유흥을 즐기지도 않았다. 그것도 2016년 이후로는 꼭 필요한 자리에만 참석하고 회식 자리에서 술을 거의 마시지도 않았다. 무엇보다 그에게는 시간이 너무 없었다. 환자를 보고, 교육을 하고, 연구를 하기에도 24시간이 부족한 지경이었으며, 그의 휴식 시간은 가족들과 보내는 것이 전부였다 해도 과언이 아니다. 일을 하지 않을 때면 책을 들고 다양한 공부를 하거나 가족들과 시간을 보냈다. 그는 활자 중독이라고 할 만큼 항상 읽을거리를 손에서 떼지 않았고, 비행기를 타면 기내에서 제공되는 모든 신문을 집어 들고 와서 꼼꼼히 읽었다. 소설책도 좋아했지만 사실 종류를 가리지 않고 탐독을 했고 가까운 후배나 동료들에게는 본인이 즐겨 읽었던 책을 선물하기도 했다. 후배 전경만 교수에게 선물한 책으로는 폴 파머가 쓴『감염과 불평등』,『권력의 병리학』, 피터 프로노보스트가 쓴『존스홉킨스도 위험한 병원이었다』등과 이형기 교수가 쓴『잊지 말자 황우석』등이 있었다. 이들은 대개 의학과 사회와의 연관성을 날카롭게 파헤친 것들로 고원중이 임상의사를 하는 와중에도 사회에 대한 관심의 끈을 놓지 않고 있었음을 시사한다.

조교수로 임용되면서 그의 커리어도 자리를 잡아갔고, 병원에 가까운 일원동의 아파트로 이사하면서 퇴근 후에는 한창 자라는 아들과 즐거운 시간을 보낼 수 있었다. 이때는 주어진 일만 열심히 하면 되는 행복한 시간이었고, 일을 열심히 하는것에 있어 누구에게도 뒤지지 않는 사람이었다.

한편 고원중은 학생 강의뿐 아니라 전임의와 전공의의 교육에도 열성적이었다. 전임의들의 환자에 대한 문의에는 언제든지 상세하게 응대하고 필요한 자료를 보내 주었고, 전공의들을 교육할 때도 회진을 할 때면 처방의 이유와 검사 결과 등을 많은 시간을 들여 질문하고 또 설명해 주었다. 당시 삼성병원의 내과 중에서도 호흡기내과는 고원중으로 인해 전공의들에게 교육을 잘해 주는 과로 이름이 높았다. 그는 강의 자료 또한 잘 만들었는데 다른 이들이 이를 자유롭게 공유할 수 있게끔 허락해 주기도 하였다. 많은 이들이 그의 강의 자료를 가져다가 본인 강의에 사용하였고 그는 이런 모습을 보고 가끔 놀라기는 했지만, 이에 대해서 불만을 표시한 적이 없었다.

고원중은 2012년부터 2018년까지 임상강사(펠로우)와 전공의들을 위한 교육자료를 꾸준히 작성하여 활용하였다. 아래는 2012년 8월에 만든 교육자료 중 일부이다. 이 자료를 보면 실제 환자 증례를 중심으로 하여, 임상의사가 놓치기 쉬운 점, 고려해야 할 점을 알기 쉽게 상세하게 설명하고 있음을 알 수 있다. 또한 이 자료를 보는 이들에게 질문을 던지면서 본인의 생각을 유도하게끔 하고 있다. 사실 지도전문의(대학병원의 교수)는 학생뿐 아니라 전공의와 임상강사의 교육을 해야 하지만 이렇게 별도의 교육자료까지 만들어서 묻고 답하게 해 주는 교수는 흔하지 않다. 그의 강의에 왜 학생들과 전공의, 임상강사 또는 동료 의사들까지도 열광했는지를 보여 주는 자료이다. 그는 또한 진정한 내과 의사이자 학자로서 매사 형식적으로 진료하거나 그저 관행을 받아들이지 말고 항상 의문을 품고 근거를 따질 것을 요구하였다. 아래 자료에서 보듯 "과거 결핵치료력이 없는 환자가 CXR(가슴엑스선사진)에서 과거 결핵을 앓은 흔적이 보일 때 그리고 그것이 석회화를 포함하고 있을 때도 "괜찮다"라고 말하는 우리 의사들의 습관이 정말 괜찮은 건지 되묻게 됩니다. 같은 CXR, 똑같은 CT 소견이 과거 결핵치료력 유무에 따라 우리 내과 의사에게는 달리 해석되어야 합니다. 결핵 환자를 진료할 때 과거 결핵치료력 유무가 기록된 것이 그래서 중요한 겁니다. 과거 치료력은 활동성 결핵을 진료할 때뿐만이 아니라 이렇게 비활동성 결핵소견을 평가할 때도 중요합니다"라고 한 것은 내과 의사로서 그의 평생의 신념이었다.

본원에서 진료한 결핵 환자 증례 되돌아보면서
주로 임상강사 전공의 선생님들에게 피드백하고
교육기회로 삼고자 해 왔습니다.

그동안 계속 말씀드렸지만 진료한 임상강사 누구를 뭐라고 하려는 것이 아닙니다
같은 실수를 반복하지 않고 다음에 더 나아지기를 바라는 마음때문입니다.
다른 임상강사 전공의 선생들에게도 좋은 간접경험이 되었으면 하는 바램이었고요.

지금 PC에 저장된 파일을 보니 2012년 여름부터 시작했고 5년 반이 되었네요.
최근들어서는 바쁘다는 핑계로 확실히 횟수가 줄어들었고요.
그동안 작성한 파일을 보내드립니다.
파일이 커서 년도별로 나누어 보내드리겠습니다.

주로는 임상강사와 전공의 선생들의 교육을 위해 작성한 내용입니다.
그 목적으로 공부하는데만 사용되기를 바랍니다.
우리의 잘못과 실수가 드러나는 환자들도 있습니다.
다른 사람에게 보내거나 다른 목적으로 사용하지 말아주세요.

국내 결핵지침은 2011년, 2014년, 2017년 이렇게 변해왔습니다.
과거에 작성된 파일은 당시의 진료지침 내용을 반영하였을 겁니다.
지금 기준으로 보면 잘못되거나 부족한 내용도 있을 겁니다. 참고해 주세요.

3월 목요미팅 staff lecture에서 TB와 NTM을 2번에 걸쳐 강의하기로 하였습니다.
1시간 이론적인 강의보다는 이런 실제 증례를 통해 배우는 것이 더 많았으면 합니다.
임상강사 전공의 선생들 시간여유있을 때 보세요.
도움이 되기를 바랍니다.

고원중 드림

2012년 8월, 고원중이 작성한 환자 교육용 자료

62세 남자이고 검진 CXR 이상으로 내원하였습니다. SPN 관찰되고 CT 소견은 아래와 같습니다.

CT에서 tuberculoma가 의심될 때 도말음성 폐결핵으로 치료 들어가도 되는가 아니면 입원해서 기관지내시경과 PCNA (혹은 gun Bx)하는 것이 좋은가는 정답이 없는 문제입니다.

전형적인 CT 소견일 때 치료를 들어갈 수 있습니다. 다만 아래 사항은 고려하세요.

1. 증상이 없이 CXR 이상으로 발견된 균음성 폐결핵은 치료 후 방사선학적 호전이 중요한 치료반응 판단기준입니다. 그런데 다른 폐결핵과 달리 결핵종은 이 판단이 쉽지 않을 수 있습니다.

2. 고령의 환자 특히 흡연자에서는 내부 low-attenuation이 결핵종에서의 건락성 괴사가 아니라 폐암에서의 괴사소견일 수도 있습니다.

3. NTM granuloma가 점차 증가하고 있는데 배양된 균이 없이는 감별이 되지 않습니다.

위와 같은 이유로 다발성 결절 등의 활동성 결핵소견이라고 판단하는 과거 치료력이 없는 환자는 기관지내시경 없이 외래에서 도말음성 폐결핵 진단하고 치료를 많이 들어가지만, 중년 이상에서 결핵종이 의심되는 SPN 환자는 조금은 적극적으로 기관지내시경과 조직검사 했으면 하는 것이 개인적으로 가지고 있는 근거 없는 편견(?)입니다. 역시 정답이 없는 문제입니다. 각자 판단할 몫입니다.

Part 4. 의학자의 길로 들어서다

결핵 환자의 의무기록 중 일부입니다. 아래와 같은 경우 결핵의 과거
력이 유인가요? 무인가요?

■ 과거력
 + 질환력
   당뇨병 (No)
   고혈압 (No)
   간염 (No)
   결핵 (Yes) : 환자분은 기억 못하나 결핵 앓은 흔적 있다고 들음

폐결핵 표준치료 중 MGIT 감수성검사결과가 아래와 같이 보고되었
습니다.

RFP 단독내성으로 판단하고 아래와 같이 INH EMB MOXI로 변경하
면 될까요? 아니면 RFP 단독내성은 매우 드물기 때문에 MDR-TB라
고 보고 MDR-TB에 준해서 약제를 변경해야 할까요?

만약 MGIT DST 결과가 아니고 신속내성검사에서 RFP 내성유전자
는 양성이고, INH 내성유전자는 음성이라고 보고되었을 때는 이 환자
와 같은 조치를 하면 되나요 다른 조치를 해야 하나요?

```
* 약제감수성검사(1차약제)
  - 검체접수일 : 2012.6.4
  - 검체명 : M31 균주  (M. tuberculosis)

========================================================================
    약제명                시험농도(ug/mL)              판정결과
------------------------------------------------------------------------
  Isoniazid                 0.1                       S

  Rifampin                  1.0                       R
========================================================================
```

■ 진단명
```
#1. Active pul. Tb (sputum + / Tb-PCR + / culture +)
    (2012.6.8 HREZ start, Bwt. < 50kg)
    (2012.6.16 -> 2012.7.31 보고 Rifampin 단독내성)
    (2012.8.3 -> isoniazid + ethambutol + moxifloxacin 으로 변경함)

#2. H/O old Tb
#3. HTN
#4. angina
```

다들 환자 차트 한번 보세요.

과거 결핵치료력이 없는 환자가 CXR에서 과거 결핵을 앓은 흔적이 보일 때 그리고 그것이 석회화를 포함하고 있을 때도 "괜찮다"라고 말하는 우리 의사들의 습관이 정말 괜찮은 건지 되묻게 됩니다.

같은 CXR, 똑같은 CT 소견이

과거 결핵치료력 유무에 따라 우리 내과 의사에게는 달리 해석되어야 합니다.

결핵 환자를 진료할 때 과거 결핵치료력 유무가 기록된 것이 그래서 중요한 겁니다.

과거 치료력은 활동성 결핵을 진료할 때뿐만이 아니라 이렇게 비활동성 결핵소견을 평가할 때도 중요합니다.

환자를 진료할 때 과거의 의무기록까지 일일이 살피는 것은 엄청난 시간과 노력이 들어가는 일이다. 더군다나 현대 의무기록은 대개 전산화되어 있어 과거로부터 현재까지의 흐름을 살피기가 쉽지 않다. 그래서 고원중은 가능하면 손으로 작성하는 의무기록을 선호하였다. 또한 전산화된 의무기록(EMR)은 환자의 상태를 몇 가지 범주로 기계적으로 나누는 일이 흔했기 때문에 그가 원하는 만큼 충분한 정보를 입력할 수 없었다. 때문에 그는 병원의 전자의무기록시스템을 개선해 줄 것을 요청한 적도 있었지만, 사실 대부분의 의사들은 그런 상태가 많은 환자를 단시간에 보기엔 편리한 면도 있어 그저 수긍하는 편이었다. 하지만 고원중은 수기로 쓴 의무기록을 더 좋아했고, 대부분의 환자가 오랫동안 결핵 또는 비결핵항산균폐질환을 앓아 온 이들이었기 때문에 의무기록의 부피 또한 방대하기 짝이 없었다. 이러한 의무기록을 일일이 살피면서 특이 사항을 기록하고 환자를 진료한다는 것은 초인적인 노력이 필요한 일이었다.

결국 잠을 줄이는 수밖에 없었다. 외래가 있는 날이면 그는 새벽 5시면 일어나 병원에 누구보다 일찍 출근하여 그날 만나야 할 외래 환자들의 의무기록을 살폈다. 그는 누구보다 의무기록을 꼼꼼하게 했고, 제자와 후배들에게 기록의 중요성을 늘 강조하였다. 그의 놀라운 연구 업적은 이 기록과 환자 데이터베이스에서 비롯된 것이다. 그는 삼성병원에 임용되었던 때부터 그가 보는 결핵과 비결핵항산균질환 환자들의 기록을 데이터베이스로 만들었는데 그러한 연구 자료는 세계에서도 보기 드문 방대하고 정확한 기록이었다.

사실 이 모든 노력은 결국은 환자에게 도움이 되기 위함이었다. 단지 연구가 목적이었다면 그렇게 열심히 환자를 보지 않아도 되었다. 만약 연구를 통한 명성이나 부의 추구가 목적이었다면 훨씬 더 쉬운 다른 길도 있었다. 그러나 그는 천생 내과 의사였고, 의사를 천직으로 여겼으며, 환자에게 도움이 되는 방법을 어떻게든 찾으려 노력하였다. 그의 환자들은 대부분 오랜 투병 생활로 지쳐 있는 사람들이었고, 약제 내성이 생겨 약물치료가 잘 안 드는, 여러 의료기관을 전전하며 심신이 고갈된 사람들이었으며, 또는 여러 기관에서 진단을 제대로 못 내려 잘못된 치료를 받으며 고생했던 사람들이었다. 약제내성결핵 및 비결핵항산균폐질환이란 치료가 쉽지 않고, 단기간에 치료가 끝나지도 않기 때문에 환자-의사 관계가 무엇보다 중요한, 감염질환이면서도 마치 만성질환과 같은 질병이었다. 그러나 꾸준히 관리하면 되는 고혈압이나 당뇨병과 같은 성인성 질환과는 달리, 이 병에 걸린 환자들은 감염자라는 낙인 때문에 때로는 사회생활이나 가정생활에서도 많은 아픔을 겪는 이들이었다.

수많은 감사의 인사와 편지가 기록으로 남아 있지만 아래 편지는 고원중이 환자를 어떻게 보았는지를 짐작하게 해 준다. 환자가 외국에 장기 여행을 갔을 때도 국제전화를 걸어 환자를 챙기고, 환자의 상태도 세심하게 점검해 주었다는 것이다. 수많은 환자들은 입을 모아 고원중이 자신을 얼마나 따뜻하고 세심하게 대해 주었는지를 증언한다. 그가 갑작스럽게 세상을 떠난 이후에 네이버에 있는 '비결핵성항산균폐질환모임'과 같은 환우 카페에는 그가 얼마나 좋은 의사였는지를 추모하는 글이 넘쳐났고, 2주기가 지난 지금에도 그를 그리워하는 환자들이 있다. 많은 환자들이 그의 실력도 실력이지만 무엇보다 환하게 웃는 얼굴, 잘 될 거라는 격려, 힘내라는 위로 그리고 검사 결과가 좋게 나왔을 때 누구보다 기뻐해 주던 모습으로 그를 기억하고 있다. "걱정은 의사인 제가 할 테니 환자분은 마음을 편히 가지세요"라고 환자를 위로했던 사람이 고원중이었다. 그는 가족으로부터는 누구보다 깊은 사랑을 받았고, 환자들로부터도 그만큼의 사랑과 존경을 받았으며, 후배와 제자들로부터도 진정한 존경을 받았던 사람이었다.

고객 의견서

고객 여러분의 소중한 의견에 감사드립니다.
보다 나은 진료와 서비스가 이루어지도록 최선을 다 하겠습니다.

해당되는 내용에 V 표시를 해 주시기 바랍니다.

칭찬 [V] 제안 및 건의사항 [ ] 불편사항 [ ]

해당 부서 : 초음기 내과

해당 직원 : 고원경 선생님

내용

선생님께 고마운 마음을 표현하고자 펜을 들어요.
항상 해맑게 웃으시는 선생님의 모습은 제게선 많은 힘이 되었어요.
선생님을 처음 만난 시절부터 수술을 받고 치료하기까지 저에게는
큰 행운이라고 생각합니다. 선생님의 푸근한 목소리와 포용력을
가진 선생님은 환자에게는 더없이 없는 필요한 분이시요. 제가
결과가 안좋으면 마음 아파하는 선생님의 표정을 보면서 이분이야말로
환자들을 가족처럼 사랑하면서 치료해주시는 분이라고 알게 되었어요.
선생님은 정말 하늘이 내려주신 천사같은 의사선생님 이세요.
제가 5년동안 살으로 시작해서 2번의 병원과 수술하기까지 선생님께 치료를
받을 수 있었던 것은 선생님께 느꼈던 믿음 신뢰 사랑이라고 말할 수
있을 것 같아요. 선생님 고맙습니다. 선생님께서도 편찮으신 와중에도
암병동 까지 오셔서 힘을 불어 넣어주신 고원경 선생님 고맙습니다.
선생님은 정말로 하늘이 내리신 의사 선생님 이세요.
한가득 믿음. 신뢰 사랑으로 치료 해 주신 선생님의 은혜 잊지 않을께요.
선생님 덕분으로 저 건강한 모습으로 퇴원했습니다. 선생님께서도 건강
꼭 챙기시고 늘 건강하시고 행복하시라고 곁에서 함께요 고맙습니다 ♡

고객상담실 기재란

No. 2012-2860
부서   JM3
일자   20130502

SAMSUNG 삼성서울병원
고객상담실

고객 의견서

고객 여러분의 소중한 의견에 감사드립니다.
보다 나은 진료와 서비스가 이루어지도록 최선을 다 하겠습니다.

해당되는 내용에 V 표시를 해 주시기 바랍니다.

| 칭찬 | V | 제안 및 건의사항 | | 불편사항 | |

해당 부서 : 호흡기 내과

해당 직원 : 고 원 중 교수.

내용

작년 9月에 결핵으로 입원하고 5月10일 현재까지 치료를 받고
있습니다. 처음 받는 병이라 긴장하다가 이 상황에한테 온터라 그때
날카로와있었던거라. 그렇지만 늙거라고 요은 아껴지젆고 친절히 치료해주었고, 번번 검사
전에는 다른 간호사들도 통해 꼭 챙겨주시고, 최선을 다해서 동와주였습니다.
치료중에 다소 정기)이 할때도 간호선생님 통해 곳에 진료 까지
허락해면서 몽상태를 체크해주였고, 여유중에 간수치에 이상이 있을때에도
치료현물 따로 알려주시면서 샘버겁 손보죽검에 장으로 마음까지 따뜻했습니다.
앞으로 치료 다 끝날때 총히는 한다. 그러롬에 따라 감사를 드리려합니다만

회생 바랍니다. 여행호 가치게애하는 분들에게 어찼거나마 감사의 말씀을
꼭 올리고 싶습니다. 직원여러분께, 자부심과 따스한 애동을 가지고
항일 오늘처럼 꿈꾸는 아프고 참은 사냥들 넌허주는 장대한 으써의
오늘을 보수 있게 마음 딱딱히 치료를 끝낼수 있어서 정말 감사드립니다.

고객상담실 기재란

NO. 20122802
부서 1M3
일자 2012. 5. 11

SAMSUNG 삼성서울병원
고객상담실

누구보다도 많은 환자를 보면서도 그는 또한 누구보다도 뛰어난 연구업적을 남겼다. 그는 연구자로서 한창 나이에 세상을 떠났지만 그 길지 않은 삶에서도 SCI(E)급 논문 168편을 주 저자 또는 교신저자의 자격으로 작성하였으며, 그 외 공저자로 함께 쓴 논문까지 함께 포함하면 모두 399편의 논문을 남겼다. 그 외에 결핵 분야의 국제적으로 권위 있는 교과서 『Tuberculosis and Nontuberculosis Mycobacterial Infections』에서 「Nontuberculosis mycobacteria-overview」의 챕터를 집필하기도 했다.

아래 사진은 그가 어떤 식으로 논문을 썼는지를 잘 보여 준다. 아래 논문 초고의 옆에 있는 메모는 고원중이 입력한 것이다. 고원중의 완벽주의적 성격은 논문 하나를 집필하는 데서도 그대로 드러난다. 그는 탁월한 영어 실력을 가지고 있었을 뿐 아니라 용어 하나도 그냥 넘어가지 않는 성격이었다. 무엇보다 후배나 제자가 쓴 논문 초고를 교정하는 데도 그는 전혀 권위적이거나 강압적인 면이 없었다. 그는 성실하고 세심하게 개선해야 할 부분을 지적해 주었고, 이는 대단히 교육적인 가치를 지니고 있다. 본인 자신이 직접 주 저자로 쓴 논문에서는 엄격함이 더했을 것이다. 그는 문장 하나 단어 하나도 허투루 사용하는 법이 없었고 자그마한 사실 하나조차 놓치지 않았다.

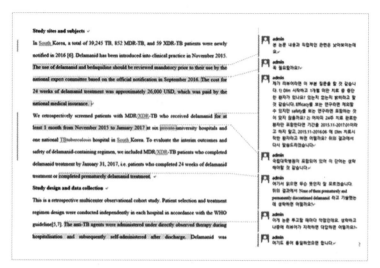

고원중의 논문 교정

　하지만 그의 일과 시간은 진료에 써야 했기에 그는 새벽, 밤 그리고 주말이 아니면 연구를 할 시간을 내기 어려웠다. 결국 그는 낮에는 환자를 보고, 밤과 주말에는 연구를 하고 논문을 쓰는 생활을 평생 이어갈 수밖에 없었다. 사실 많은 의과대학 교수들이 그렇게 살고 있고, 또 그렇게 살 수밖에 없기는 하지만 그에게 모여드는 환자는 너무나 많았다. 그러나 그는 어느 하나도 허투루 보지 않았으며, 또한 누구보다도 탁월한 연구업적을 남겼다. 이는 어쩌면 한 인간의 삶에서는 감당하기 어려운 무게였을지도 모른다.

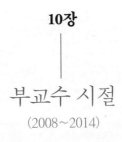

10장

부교수 시절
(2008~2014)

해외연수, 명성, 수상, 교수로서의 절정 ─────────

비결핵항산균 연구에 몰두했던 고원중은 2006년 대한내과학회 춘계학술대회에서 「호흡기 검체에서 분리된 비결핵성 마이코박테리아의 임상적 의의」라는 논문으로 학술상을 수상하였다. 이미 2004년 내과학회에서 「Prone Positioning Improves Oxygenation without adverse Hemodynamic Effects during Partial Liquid Ventilation in a Canine Model of acute Lung Surgery」라는 논문으로 우수논문상을 수상한바 있지만, 이는 여러 동료들과 함께 쓴 논문이고 그의 전문분야와는 조금 거리가 있었다. 여하튼 2006년 대한내과학회의 학술상 수상은 그 뒤로 이어지는 여러 권위 있는 수상

Part 4. 의학자의 길로 들어서다

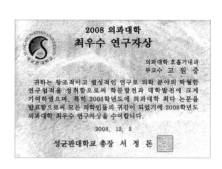

들의 시작이었다. 2008년 고원중은 부교수로 승진하였으며, 같은
해 12월 탁월한 연구업적들로 인해 '성균관대학교 의과대학 최우
수 연구자상'을 수상하였다. 이 상은 2008년 한 해 동안 성균관대
학교 의과대학에서 가장 많은 논문을 발표한 교수에게 주는 상이
었다.

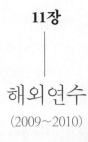

11장

해외연수

(2009~2010)

콜로라도, 덴버. ─────────────────────

고원중은 2009년 8월 미국 콜로라도 덴버의 National Jewish Health Center로 12개월의 연수를 떠났다. 사실 이 연수는 경력에 비해 조금 늦어진 것이었지만, 그는 진료 및 연구로 인해 그 전에 연수를 떠날 짬을 낼 수 없었다. 그러나 조교수 생활을 성공적으로 마무리하고 부교수로 승진한 이후인 2009년에서야 마음 편하게 연수를 갈 수 있었던 것이다. 덴버의 National Jewish Health Center에는 결핵의 세계적 권위자인 찰스 데일리Dr.Charles L. Daley가 있는 곳이었다. National Jewish Health Center는 호흡기 질환에 있어서는 미국을 대표하는 병원 중 하나이고, 데일리 교수는 미

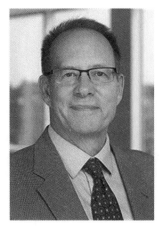

고원중의 연수 시절 advisor인
Dr.Charles Daley

시시피 의대를 졸업한 후 U.C.샌
프란시스코에서 수련을 받았으
며 2013년 미국의 Top Doctor,
2014~2015년에는 미국의 Best
Doctor로 선정된 바 있는 명의였
다. 그는 덴버에서 비결핵성항산
균감염증프로그램NTM Infections Program
을 운영하였는데 평소 고원중의
연구와 논문을 눈여겨보고 고원
중을 덴버로 초대한 것이다.

고원중이 도착하고 Dr.Daley에게 도착 인사를 하러 갔더니 마
침 그 연구실에서는 고원중의 논문을 읽으면서 스터디를 하던 중
이었다. 공부를 하던 참에 바로 그 논문의 저자가 왔으니 고원중
은 병원의 스태프와 연구진들로부터 반갑다, 환영한다는 따뜻한
인사를 연이어 들었다. 그런데 바로 이어서 그 논문에 대한 질문
을 하기 시작해서 고원중은 기쁘면서도 매우 당혹스러웠다.

그러나 Dr.Daley는 고원중에게 특별한 임무를 요구하지는 않
았고, 출퇴근도 자유로워서 고원중은 결혼한 이래 처음으로 가족
과 온전히 보낼 수 있는 시간을 맛볼 수 있었다. 덴버는 고지대에

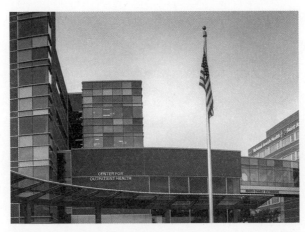

National Jewish Health Center 전경

있어 조금만 걸어도 숨이 찬다는 등의 단점은 있었지만, 아파트 창을 통해 내려다보면 록키산맥이 바로 보이는 멋진 정경을 즐길 수 있었다. 아들 성민은 공립중학교로 전학하였고, 병원은 일주일에 2~3일 정도만 나가면 되니 고원중은 결혼 이래 처음으로 아내와 장을 보러 다니는 등 많은 시간을 함께 할 수 있었다. 이들은 스키도 타고, 골프도 배우며 그 병원에 연수를 온 다른 의대 교수 가족들과도 잘 지냈다. 특히 고원중은 이곳에서 골프를 처음 배웠는데, 처음 배운 것 치고는 실력이 꽤 빨리 늘었다고 한다. 골프 코치의 지시를 세심하게 듣고 그대로 따라 하는 성격이 골프를 치는 데서도 드러났다. 그는 무슨 일이든 대강대강 하는 일이 없는 사람이었다.

고원중 가족은 미국에 있는 동안 짬을 내서 여행을 많이 다녔다. 이 시절이 고원중 가족에게는 가장 행복한 시간이었다. 그러나 여행 중에서도 고원중은 노트북 컴퓨터를 들고 다니며 한국에서 보내오는 이메일에 늘 상세한 답장을 하고는 했다. 연수 동안 그가 보았던 환자들을 호흡기내과의 다른 교수들이 나누어 진료하고 있었는데, 환자에 대한 문의가 오면 언제나 그에 응해야 했기 때문이다. 사실 대부분의 교수들의 연수 기간은 2년이었다. 그러나 고원중은 1년만 있기로 했는데 NTM 환자들에 대한 문의가 너무 많고, 그 환자들을 달리 볼 사람이 없어서 1년 뒤에 돌아가기로 결심했기 때문이다. 그만큼 그에게 환자들은 중요했고, 또 연수 기간 중에도 환자에 대한 문의가 오면 언제나 성심성의껏 답해 주었다. 아내 이윤진은 여행을 하면서 무슨 이메일을 그렇게 보내냐고 그런 고원중에게 투정을 부리기도 했지만 가족에 대한 사랑과 가족의 연대는 이 시기를 통해 더욱 깊어졌다.

연수 기간 동안 고원중의 연구는 「Clinical significance of differentiation of Mycobacterium massiliense from Mycobacterium abscessus. Am J Respir Crit Care Med. 2011 Feb 1;183(3):405-410.」라는 논문으로 결실을 맺었다. American Journal of Respiratory Critical Care Medicine 2011년 2월 1일자 저널에 실린 이 논문은 그의 학술적 경력에서 매우 빛나는 논문이 되었다. 이 논문의 저

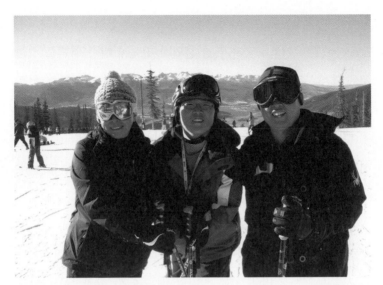

2009년 콜로라도, 스키장에서 가족과 함께

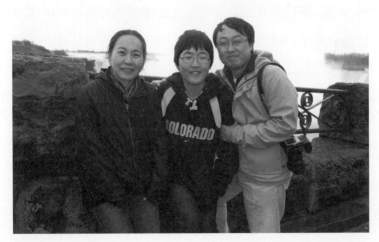

2010년 나이애가라 폭포

Part 4. 의학자의 길로 들어서다

자에는 그의 advisor였던 Dr. Daley의 이름도 함께 들어갔다. Dr. Daley는 고원중이 귀국하기 전 본인의 집에서 환송 파티를 성대하게 열어 주었다. 병원의 여러 스태프들과 과의 비서들이 모두 참여한 이 파티에서 모두들 고원중과 헤어짐을 섭섭하게 여기고, 꼭 다시 보자는 덕담을 해 주었다. 고원중의 인품은 역시 미국에서도 모든 이들의 사랑과 아낌을 받기에 부족함이 없었던 것이다.

고원중 가족은 연수의 마지막을 시애틀에서 알래스카까지 일주일간 크루즈 여행을 하며 마무리하였다. 할 수 있는 일이라고는 놀고먹고 쉬는 것밖에 없는 커다란 배 안에서 고원중은 아마도 태어나서 처음이자 마지막으로 정말 모든 것을 내려놓고 푹 쉴 수 있었다. 그러나 그러면서도 고원중의 마음속에는 돌아가서 해야 할 일, 연구, 교육 그리고 환자 진료에 대한 생각이 바삐 움직이고 있었다. 그에게 미국 연수는 또 다른 도약을 위한 중요한 계기였다. 그리고 그는 그 뒤에 이은 수많은 연구업적을 통해 이를 입증해 내었다.

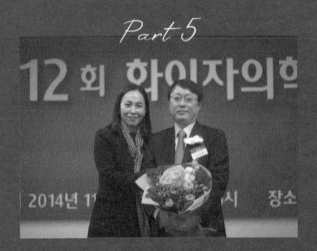

Part 5

세상에 이름이 알려지다

12장

연구의 절정 ;
저서 및 국제적 명성의 획득

    고원중의 발표된 논문은 모두 399편이고 그 중 교신저자, 혹은 주저자로서 쓴 논문만 168편이다. 고원중이 이렇듯 많은 업적을 낼 수 있었던 바탕에는 세 가지 요인이 있다. 첫 번째는 기초의학자 신성재 교수와의 공동연구다. 고원중은 임상의사였지만, 의학연구에 있어 기초의학의 중요성을 깊이 깨닫고 있었고, 미생물학을 전공한 신성재 교수와 2007년부터 공동연구를 진행하였다. 기초의학자의 시각은 임상의사인 고원중의 연구에 깊이를 더해 주었고, 임상의사 고원중의 통찰력은 기초의학자 신성재의 연구에 방향을 제시해 주었다. 두 번째 요인은 고원중이 NTM 환자 코호트를 지속적으로 유지한 것이다. NTM 폐질환과 같이 그 전모가 잘 알려져 있지 않은 질병에 대해서는 전향적인 환자 코호트를 유지하면서 환자의 상태와 약제에 대한 반응 등을 주의 깊게 기술하는 것이 꼭 필요했다. 이를 위해 고원중은 삼성서울병원 내에 자신의 랩을 설치하고 코호트를 관리했다. 마지막으로 고원중은 병원 내에서도 다른 임상과와 긴밀한 협력관계를 유지하였다. 특히 영상의학과, 흉부외과, 병리과, 진단검사의학과 그리고 의학정보팀과의 협진은 환자를 돌보는 데 커다란 도움을 주었을 뿐 아니라 풍성한 연구 성과를 내는 데도 큰 도움이 되었다. 사실 대형 대학병원에서 과의 경계를 넘어서서 다른 과와 진료 및 연구에 관한 협력을 하기는 생각보다 쉬운 일이 아니다. 하지만 고원중의 탁월한 인격과 리더십은 이를 가능하게 했고, 이러한 요인들 덕분에 고원중은 짧은 생애 동안 사백 편에 가까운 논문을 발표하는 엄청난 성과를 거둘 수 있었던 것이다.

기초의학자인 연세의대 미생물학교실 신성재 교수와의 인연은 2005년 마이코박테리움연구회에서 시작되었다. 서울대학교 수의과대학을 졸업하고 미생물학을 전공한 신성재 교수는 2004년부터 2007년까지 미국 위스컨신대학에서 포스트닥 과정을 밟고 있었는데 2005년 미국에서 잠시 귀국하여 본인이 연구하고 있던 Mycobacterium avium에 대한 발표를 했다. 이때 발표가 끝난 뒤 고원중이 찾아와 한국에 들어오면 본인과 공동연구를 하자고

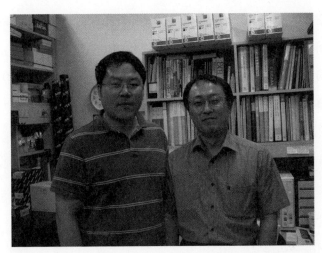
2010년 신성재 교수와 함께

제안하였다. NTM을 연구하는 연구자 자체가 극히 드문 때이어서 2007년 신성재 교수는 귀국하고 고원중과 함께 공동연구를 시작하였다. 사실 의과대학 교수가 타 전공 교수와 공동연구를 하는 것은 당시만 해도 쉽지 않은 일이었지만 고원중은 결핵과 NTM이 매우 복잡한 질환이므로 많은 연구자가 다양한 분야에서 협력을 해야 한다고 하면서 신성재 교수의 연구를 전폭적으로 지원하고, 임상적인 내용을 알려 주었다.

또한 고원중은 폐 병리 사진, CT 사진, 진료지침, 관련 논문 등을 신성재 교수 연구실에 아낌없이 보내 주었다. 사실 의과대학

교수들은 이러한 자료들을 의사가 아닌 다른 연구실에 보내기를 꺼려하는 경향이 있다. 고원중이 함께 일하는 타 임상과의 교수들이 이러한 것들을 보내기 꺼려하면 고원중은 이들을 일일이 설득하여 보내 주도록 했고, 임상과 교수들이 신성재 교수 연구실과 친해질 수 있도록 뒤풀이 자리도 주선하고 하는 일을 했다. 이는 의과대학의 고립주의와 일종의 우월감을 타파했기 때문에 가능한 일이었으며 고원중의 겸손한 인격이 아니었으면 불가능했을 일이다. 고원중은 항상 이해^{understanding}란 상대의 아래^{under} 서는^{stand} 것이라고 말하고는 했다.

신성재 교수와의 공동연구는 2008년부터 한국연구재단 중견연구자지원 핵심공동연구과제를 시작으로 지속적으로 이어졌고 '비결핵항산균폐질환의 통합적 치료결정인자 규명을 통한 치료 향상 기법 개발', '비결핵항산균 폐질환의 치료 향상을 위한 바이오마커 발굴과 활용기술 개발' 등이 이 공동연구를 통해 가능했다. 이들이 처음 연구를 시작할 2007년만 해도 NTM의 균종은 무엇이며 진단과 치료에서 유념해야 할 점이 무엇인지 정리가 되어 있지 않았다. 그때 50종에 불과했던 NTM은 지금은 200여 종으로 늘어났는데, 고원중은 환자를 진료하면서 같은 NTM이라 해도 그 양상과 약물에 대한 반응이 매우 다르다는 것을 직감하고 whole genome sequencing기법을 적용하여 서로 다른 균종임을 밝

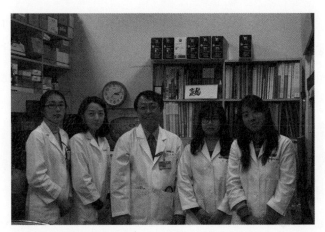
2012년 2월 연구실 연구원들과

히면서 이와 같이 늘어난 것이다. 이에 대해 많은 국내외 전문가들이 지지해 주었고, 다른 균종에 따라 다른 진료지침을 개발하는 근거가 될 수 있었다. 이 과정에서 10건 정도의 특허가 출원 및 등록되기도 했다.

이런 연구개발에 있어서 환자 코호트가 매우 중요한 역할을 하였다. 고원중은 2010년 무렵부터 8년간 150여 명의 환자들을 진단 시점부터 치료 후 3, 6, 12개월까지 추적관찰하며 의무기록과 함께 각종 샘플을 모아 두었다. 물론 이는 삼성서울병원 IRB의 승인을 받고 환자의 동의를 받아 한 것이다. 사실 이런 코호트를 위해 환자의 동의를 받기는 매우 지난한 일이며 많은 환자들이 오랜 설명에도 불구하고 선뜻 동의를 해 주지는 않는다. 그러나 고원중은 끈질기게 설득하여 환자들을 이 코호트에 등록시켰으며 박사급 3명과 연구원 3명으로 구성된 연구진으로 랩을 운영하여 이 코호트를 관리하고 각종 연구 과제 업무를 수행하게 하였다.

NTM 폐질환은 감염이 진단되었다고 해서 바로 치료를 하는 것이 아니라 증상이 악화되거나 할 때 치료를 시작해야 한다. 1년 이상 치료약을 복용해야 하고, 치료 후에도 재발이 잦기 때문에 치료 결정을 위해서는 각종 지표 및 환자의 연령, 증상의 정도, 사회적 처지 등을 함께 고려해야 하는 어려운 병이다. 그런데 이전까지 NTM 폐질환에 대한 이해가 낮을 때에는 많은 NTM 환자들이 결핵으로 오인 받았고, 잘못된 치료를 받았다. 전체 결핵 환자의 1/10 정도가 그런 오진의 희생자였음을 고원중은 밝혀냈다. 그래서 고원중은 진료지침을 만들기 위해 애를 썼고, 그러기 위해서는 환자의 샘플과 의무기록을 저장한 이 코호트가 너무나 중요했던 것이다. 치료를 해야 할 고위험 환자를 의미하는 바이오마커 등을 찾아내기 위해서는 코호트를 가지고 연구할 수밖에 없었기 때문이다. 그래서 나중에 고원중이 삼성서울병원을 떠나 이직을 할 때도 끝까지 고민을 한 것이 그때까지 구축된 이 코호트의 운명을 어찌할 것인가였다. 제도적으로 환자의 의무기록과 샘플을 다른 기관으로 옮기기는 불가능한 일이었기 때문이다. 즉 고원중이 NTM 연구에 혼신의 힘을 다한 것은 명예심이나 자기만족 때문이 아니었다. 결핵으로 오진되어 고통 받는 환자들이 있는데 이 낯선 질환에 대해 제대로 된 진료 지침을 만들어 내기 위해서였고, 그것을 통해 이 환자들의 고통을 덜어 주기 위함이었다. 사실 연구를 위한 연구, 그냥 논문을 쓰기 위한 연구를 하는 편이 연구 자체는 더 쉬웠다. 하지만 하나라도 진정으로 환자에 도움이 되는 연구는 수행이 매우 어렵다. 고원중의 연구 업적에 대해 세계가 인정한 것은 그가 이 어려운 일을 걸어갔기 때문이었다.

고원중은 본인 연구원들뿐 아니라 공동연구자 신성재 교수의 학생과 연구원들도 살뜰하게 챙겼다. 본인은 주말마다 나와서 연구를 하면서도 연구원들에게는 꼭 휴가를 주었고, 연구원들이 일을 잘하지 못할 때에도 격려하면서 기다려 주었다. 그리고 학생과 연구원들에게는 항상 자신과 일을 함께해 주어서 고맙다는 말을 하였다. 미팅이 끝나고 뒤풀이 자리에 가면 "이런 좋은 자리에서는 연구 이야기를 하지 말아야지" 하면서도 본인은 정작 계속 연구 관련된 이야기만 하는 사람이 고원중이었다.

NTM 연구를 통해 고원중은 세 명의 박사학위자를 배출하였다. 정병호(「마크로라이드 유도내성 및 획득내성이 M.abscessus 폐질환 치료 성적에 미치는 영향과 치료 실패시 유전형의 변화」, 2015), 전병우(「항생제 치료 후

균음전 실패한 M.avium complex 폐질환 환자에서 마크로라이드 항생제 내성발생 및 유전자 분석을 통한 재감염 빈도 조사」, 2018), 문성미(「임상적 표현형에 따른 M.avium complex 폐질환 환자의 수술 절제 폐조직을 이용한 전사체 연구」, 2019) 가 그들이다. 이 박사논문들의 제목에서 알 수 있는 것처럼 이 연구들은 모두 환자 진료와 깊은 관련을 맺고 있고, 환자 코호트가 없었더라면 나올 수 없는 것들이었다. 학위를 위한 학위, 연구를 위한 연구가 아니었던 것이다.

고원중은 평생에 걸친 NTM 연구 과정에서 우리나라 의학사에 하나의 이정표를 놓았다. 이제까지 그 정체가 확실히 알려져 있지 않은 어떤 질환에 대해 우리나라 의사가 그 원인과 임상적 표현형을 규명하고, 관련된 균종의 차이점을 밝혀내며, 이를 통해 진단과 치료에 응용할 수 있는 지침을 개발하는 데 주도적 역할을 한 것은 거의 유례없는 일이다. 이는 아마도 이호왕 교수의 유행성 출혈열과 관련된 한탄바이러스의 발견과 비견될만한 업적이다. 그러나 미생물학자였던 이호왕 교수와 달리 고원중은 임상의사의 입장에서 생각했고, 연구를 수행하였으며 한국 의학연구의 새로운 방향을 제시하였다고 할 수 있다. 그것은 첫째, 환자에 대한 면밀한 관찰로부터 연구 문제를 이끌어 내며, 기초의학과의 협력을 통해 연구의 수준을 높이고, 국제적 협력 및 다양한 학제간 협력을 통해서 진단과 치료의 전 과정을 완성시키는 것이다. 그는 흉부외과와의 협력을 통해 폐엽 절제를 통한 NTM 폐질환의 치료법을 개척하기도 하였고, NTM 폐질환의 진단과 치료를 위한 국제 가이드라인의 발간에도 기여하였다. 한국에서 일하는 한국인 의학자로서 그는 이전의 선배들은 미처 가 보지 못 한 길을 걸었고, 후배들이 따라가야 할 모범을 제시하였다. 그것이 의학자로서 그의 가장 큰 기여였다.

13장

각종 수상과 명예

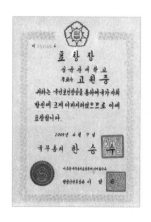

고원중의 연구에 대해 각종 시상과 표창이 쏟아져 들어오기 시작했다. 어쨌든 결핵은 예나 지금이나 우리나라의 중요한 보건문제였다. 고원중은 NTM 폐질환 연구에 매진하면서도 결핵 퇴치를 위해 공공 영역에서 온갖 노력을 다했다. 2007년부터 2008년까지 결핵퇴치 공공민간협력위원회 위원을 지냈고, 2009년부터 2011년까지 질병관리본부의 민간공공결핵관리사업 운영위원회 위원을 지냈으며, 2010

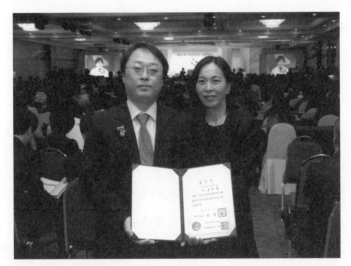

국무총리 표창, 2009.4.7.

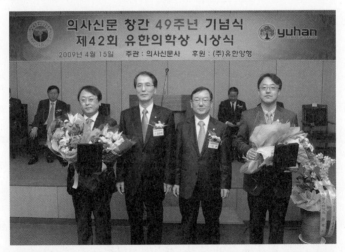

2013년 12월에는 그 해에 가장 우수한 연구 업적을 남긴 내과 동문에게 수여하는 '함춘내과 학술상'을 제15회로 수상하였다.

Part 5. 세상에 이름이 알려지다

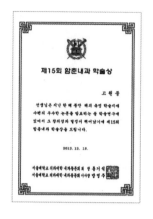

년부터는 질병관리본부 검진기준 및 질관리반 청소년 검진분야 결핵 전문위원으로 일했고, 2012년부터 2014년까지는 질병관리본부 검진기준 및 질 관리반 20대, 30대 검진분야 결핵 전문기술분과 위원을 역임했다. 이후에도 질병관리 본부 등에서 결핵과 관련된 위원회에 그의 이름이 빠지는 적은 없었다. 그는 결핵에 대해 강의를 해야 할 때면 자리를 가리지 않고 나갔고, 언제나 헌신적으로 그 일에 임했다. 2009년 4월 7일, 그는 이러한 결핵과 관련된 업적으로 국무총리 표창을 받았다.

2009년 4월 15일에는 제42회 유한의학상 대상을 받았다. 대상 수상자로 선정된 논문 제목은 『Clinical Infectious Disease』에 게재된 「Treatment Outcomes for HIV-Uninfected Patients with Multidrug-Resistant and Extensively Drug-Resistant Tuberculosis」로 'Clinical Infectious Diseases'이었다. 이 논문의 내용은 다제내성결핵과 광범위내성결핵 환자를 치료할 때보다 강력한 2차 결핵약제의 사용과 복용약제 수의 증가 그리고 적극적으로 폐절제술을 시행하면 현재의 60% 전후의 치료성공률을 80%까지 향상 시킬 수

있음을 증명한 것으로 다제내성결핵 치료의 새로운 방향을 제시
하였다.

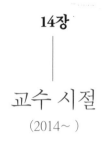

14장

교수 시절

(2014~)

2014년 고원중은 정교수로 승진하여 정년 보장을 받게 되었다. 정교수로 승진한 그해 11월 7일 고원중은 제12회 화이자의학상 임상의학상을 받았다. 업적은 '비결핵항산균 마이코박테리움 압세수스와 마이코박테리움 마실리엔스 감염의 매크로라이드 항생제 치료 및 유도내성'으로 치료 성공률이 낮았던 비결핵항산균폐질환의 치료에 새로운 장을 열었다는 공을 인정받았다. 화이자의학상은 당해 기준 2년 이내 발표된 논문 중에 우수성, 창의성, 공헌도, 과학성 등을 인정받는 논문을 대상으로 하며, 무엇보다 국내 환자들이 해당 연구를 통해 얻게 되는 실질적 혜택을 중시한다는 점에서 가장 한국적인 의학상으로 알려져 있다.

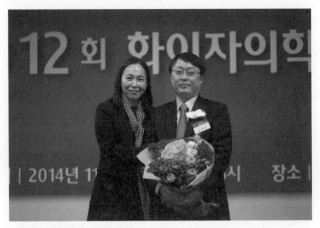

2014년 11월 7일, 화이자 의학상 수상

화이자의학상을 수상하며 고원중은 다음과 같은 수상 소감을 남겼다. 이는 고원중의 육성으로 본인의 연구와 그 배경을 설명한 것이라서 전문을 게재한다.

아직 너무나 부족한 저에게 이렇게 훌륭한 상을 주신 대한민국 의학한림원 남궁성은 회장님과 최병인 선생님을 포함한 심사위원 선생님들 그리고 한국화이자제약 이동수 대표이사님께 깊이 감사드립니다. 수상자로 결정되었다는 발표가 난 이후 가족과 선생님들 그리고 지인들로부터 분에 넘치는 축하를 받았습니다. 특히 성균관대학교 의과대학 학장 이경수 선생님, 삼성서울병원 병원장 송재훈 선생님, 삼성서울병원 연구부원장 홍성화 선생님께서 제일 많이 축하해 주시고 격려해 주셨습니다. 감사합니다.

저는 내과 그 중에서도 호흡기내과 의사로서 주로 폐결핵과 비결핵항산균폐질환 환자를 진료하고 있습니다. 이 질환은 다른 질환들과 비교하여 사회적으로 그리고 학문적으로 상대적으로 소외되고 관심을 많이 받지 못하는 질환입니다. 제가 호흡기내과 의사로서 이 질환을 전공하고 싶다고 할 때 주위에서는 우려도 많이 하셨습니다. 특히 임상연구의 주제로 우리나라에서 학문적 성과를 낼 수 있겠느냐는 걱정도 많이 하셨습니다. 제가 화이자의학상을 수상한 것이 이런 소외된 질환을 전공하는 것도 환자를 위해서일 뿐만 아니라 충분히 학문적 성과를 낼 수 있다는 것을 보여 준 것 같기도 해서 기쁩니다. 앞으로 좀 더 많은 분들이 이 질환에 관심을 가지게 되는 작은 계기가 되고, 이 질환을 전공하고자 하는 젊은 후배들이 늘어가는 기회가 되었으면 하는 바램입니다.

저는 연구자이기 전에 임상의사입니다. 제가 하는 연구의 모든 주제는 의사로서 환자를 진료하면서 생긴 임상적 고민으로부터 시작된 것입니다. 임상연구자이기 전에 환자를 진료하는 좋은 임상의사가 어떠해야 하는지를 내과 전공의 시절부터 가르쳐 주시고 보여 주신 서울대학교병원 호흡기내과 심영수, 한성구 선생님 그리고 삼성서울병원 호흡기내과 권오정 선생님께 깊이 감사드립니다. 임상연구자로 커 가는데 어떻게 의학논문을 써야 하고, 왜 해외학술지에 논문을 발표하여야 하는지를 임상강사 시절부터 가르쳐 주시고 보여 주신 삼성서울병원 영상의학과 이경수 선생님께도 깊이 감사드립니다.

금년은 제가 2004년 의과대학 조교수 발령을 받은 지 꼭 10년이 되는 해입니다. 10년 동안 제가 폐결핵과 비결핵항산균폐질환에 대한 임상연구를 꾸준히 해 올 수 있었던 것은 환자진료를 도와주시는 여러 과의 선생님들 덕분에 가능하였습니다. 삼성서울병원 영상의학과 김태성, 정명진, 이진아 선생님, 진단검사의학과 이남용, 기창석 선생님 그리고 흉부외과 김진국, 최용수, 김호관 선생님께 감사드립니다. 삼성서울병원 호흡기내과에 근무하는 지난 10년 동안 제가 다른 일을 줄이고 폐결핵과 비결핵항산균 환자 진료와 연구에만 전념할 수 있도록 도와주시고 배려해 주신 호흡기내과 김호중, 정만표 선생님께도 특별히 감사드립니다.

그리고 임상의사로서 같은 주제를 고민하고 연구하는 기초의과학자를 만나고 함께 연구할 수 있었던 것은 저에게 큰 행운이었습니다. 환자를 진료하는 저에게 미생물이 무엇인지 가르쳐 주고 새로운 시각과 지식을 알려 주는 연세대학교 의과대학 미생물학교실 신성재 교수와 삼성서울병원 호흡기내과 연구실의 김수영 박사에게 정말 고맙습니다. 저와 함께 폐결핵과 비결핵 항산균폐질환에 대한 진료와 임상연구를 함께 하고 있는 삼성 서울병원 호흡기내과 후배들인 전경만, 박혜윤, 정병호 선생에게도 고마움을 전합니다.

마지막으로 초등학교 시절부터 제 옆에서 제가 어떤 결정을 하더라도 제가 하고 싶은 일을 할 수 있도록 항상 저를 인정하고 도와주는 아내 이윤진과 아빠를 믿고 항상 응원해 주는 아들 성민이에게 고맙다는 말을 하고 싶습니다. 바쁘다는 핑계로 자주 찾아뵙지도 못하는 부모님과 장인 장모님께도 죄송함과 함께 감사를 드립니다. 피부과 전문의로 평생 환자 진료를 하셨던 아버님 그리고 어머님께 그리고 제가 진료와 연구에만 전념할 수 있도록 과분한 사랑과 지원을 해 주신 장인 장모님께 그래도 아들 또는 사위가 열심히 사는 모습을 보여 드릴 수 있게 되어 기쁩니다. 모든 분들께 다시 한번 감사드립니다.

2014년 11월 고원중

2015년 고원중은 제19회 함춘학술상 수상자로 선정되었다. 이

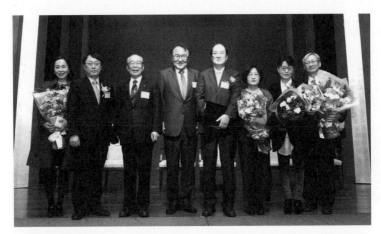

2015 함춘의학상

는 서울대학교 의과대학 동창회가 수여하는 상으로 학술 연구분야에서 큰 업적을 달성한 동창을 대상으로 주는 상이며, 고원중은 '폐질환에서 주 3회 항생제 치료의 효과'에 대한 연구로 이 상과 상금 2천만 원을 수상하였다.

한편 고원중은 대한결핵및호흡기학회의 학술지인 『Tuberculosis and Respiratory Disease』에서 2014년부터 3회 연속 '다인용 연구자상'을 수상하였다. 이는 해당 학술지에서 인용도가 가장 높은 논문의 저자에게 주는 상이다. 고원중은 2009년부터 2014년까지 이 잡지의 편집위원을 지냈고, 2015년부터 2016년까지는 부편집장을 지내기도 했다. 즉 고원중은 연구에 매진하면서도 학계에서

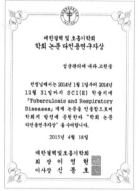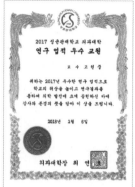

의 책임에도 소홀하지 않았다.

2017년 고원중은 유럽호흡기학회^{European Respiratory Society}의 국제 콘퍼런스에서 초청을 받아 'NTM 폐질환의 자연사^{The Natural History of NTM} ^{Lung Diseases: A Global Perspective}'라는 제목의 연제를 발표하였다. 이는 고원중의 국제적 위상을 보여 준 일로, 동아시아에서 NTM 폐질환 연구는 고원중이 주도하고 있음을 확실히 알려 주었다. 한편 고원중은 2017년에 미국미생물학회^{American Society for Microbiology}가 출간한 교과서인 『Tuberculosis and Nontuberculosis Mycobacterial Infections^{7th} ^{edition}』의 chapter 39 「Nontuberculosis mycobacteria-overview」를 집필함으로서 이 분야의 국제적 대가임을 분명히 했다.

2018년 2월 6일 고원중은 2017년 성균관대학교 의과대학 연구

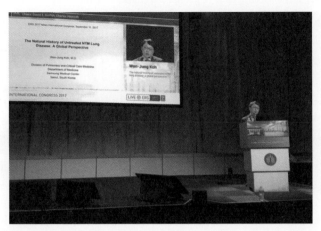

ERS Main International Congress. 2017.9.

업적 우수교원으로 선정되었다. '학교의 위상을 높이고 연구 결과를 통해 의학 발전에 크게 공헌한' 결과였다.

2018년 3월 23일 제8회 결핵 예방의 날에 고원중은 결핵 예방 관리를 통하여 국가사회 발전에 이바지한 공으로 대통령 표창을 받았다. 이는 2009년의 국무총리 표창에 이어 꾸준히 결핵 관리 사업에 공헌한 결과로 얻은 성과였다.

연구와 공적 활동 외에도 고원중은 학계에 대한 봉사도 꾸준히 하였다. 2017년에는 대한의학회에서 주는 대한의학회지 논문 전문가 심사자 중에서 우수심사자(Best Reviewer)로 선정되기도 하였다. 이는 많은 논문들을 누구보다도 꼼꼼히 리뷰하여 논문의 질을 높인

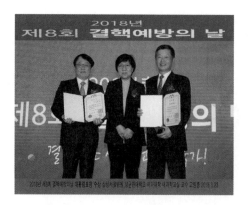
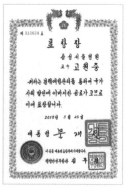

2018년 제8회 결핵예방의날 대통령표창 수상 삼성서울병원, 성균관대학교 의과대학 내과학교실 교수 고원중 2018.3.23

데 대한 표창으로서 사실 논문 리뷰는 다수 학자들이 그다지 좋
아하지도 않고, 보상도 따르지 않는 귀찮은 일이다. 그러나 고원
중은 이런 일까지도 성실하게 수행하였다. 또한 고원중은 2015년
부터 2018년까지 3년간 한국연구재단 기초연구본부 의약학단 전
문위원으로 재임하면서 연구재단 사업의 기획과 연구비 지원 대
상 선정에도 많은 기여를 하였다. 이런 일들은 학계를 유지하기
위해서는 누군가가 꼭 해야 하는 봉사이지만, 많은 이들이 기피하
는 일이다. 그러나 고원중은 이러한 봉사도 마다하는 법이 없었
다. 이유 불문하고 그를 찾는 이들에 대해서는 힘닿는 한 도와주
고, 봉사하는 것이 그의 천성이었다. 오히려 그가 그런 성격의 소
유자가 아니었더라면 그는 좀 더 오래 즐거운 삶을 살 수 있을지
도 모른다. 그의 삶은 선천적으로 '봉사하는 삶'이었다. 그런데 그
봉사에 자신에 대한 봉사, 자신의 즐거움이나 쾌적함의 추구는 없

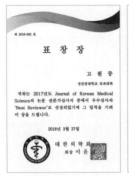
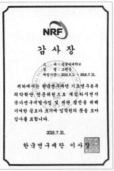
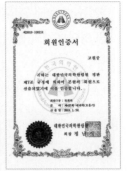

었다. 그는 다른 사람에게 봉사하는 만큼이나 가족에게도 봉사하였다. 하지만 스스로를 돌보는 일, 그것과는 거리가 먼 것이 그의 삶이었다.

2019년 1월, 그는 53세의 젊은 나이에 대한민국 의학한림원 정회원이 되었다. 의학한림원은 탁월한 업적을 남긴 의학자만이 가입할 수 있는 기관으로 업적에 대한 엄정한 평가와 추천을 통해 입회가 가능하다. 의학한림원에 가입이 허락되었음은 그가 우리나라 의학계의 '석학'으로 인정받았다는 의미이다. 많은 의대 교수가 의학한림원의 회원을 꿈꾸지만, 세 번의 심사를 거쳐 마지막으로 평의회에서 선출되는 이 과정을 끝까지 갈 수 있는 학자는 그리 많지 않다. 또한 53세라는 나이에 한림원 회원이 되는 경우도 매우 드물다.

한편으로 고원중은 언론 기고를 통해 결핵을 제대로 관리해야 함을 설파하기도 했다. 중앙 언론 이외에『청년의사』를 비롯한 전문지들에 대해서도 고원중은 기자들의 문의나 자문이 있으면 항상 친절하게 응했고, 자신의 전문지식을 사회를 위해 아낌없이 사용하였다. 다음은 2019년 3월 26일『서울신문』에 기고한 고원중의 칼럼이다.

서울신문 2019년 03월 26일 화요일 030면 사설/오피니언

다제내성결핵, 제대로 관리해야

기고

고원중
삼성서울병원 호흡기내과 교수

우리나라는 경제개발협력기구(OECD) 국가 중 결핵 발생률이 제일 높다. 일본과 비교해 4.5배 이상이고, 중국보다도 높다. 2017년 전국에서 약 3만 4000명의 환자가 신고 됐으니 매일 100명 가까운 결핵 환자가 발생하는 셈이다.

이 중 매년 700~800명 발생하는 '다제내성결핵'이 가장 심각하다. 처음 결핵을 치료하는 환자에게 사용되는 1차 항결핵제에 내성을 가지고 있는 결핵이다. 다제내성결핵 치료에 사용되는 리팜핀 등 2차 항결핵약제 등은 1.5~2년간 장기 복용 또는 투여해야 하며 1차 항결핵제보다 효과가 낮고 부작용이 많기 때문에 국내에서는 3명 중 2명만 겨우 치료에 성공하고 있다.

다제내성결핵 치료를 위해서는 무엇보다 신속한 진단이 중요하다. 하지만 객담(가래)으로 활동성결핵과 리팜핀 약제의 내성 여부를 하루 만에 진단할 수 있는 엑스퍼트 검사는 지난해 11월에서야 보험 급여가 가능해졌다. 리팜핀 외 다른 약제의 내성을 알 수 있는 신속내성검사와 액체배지 내성검사는 아직 모든 환자에게 보험 급여작용이 되지 않거나, 적절한 수가가 보장되지 않아 시행률이 낮다. 그 결과 많은 다제내성결핵 환자가 치료 시작 후 2~3개월 후에나 약제 내성 여부를 확인하게 돼 적절한 치료 시기를 놓치고 있다.

또 다제내성결핵 환자는 철저한 관리로 추가 확산을 막는 것이 중요하지만 환자의 25~30%는 치료를 중단하거나 병원을 옮겨 최종 치료 결과를 알 수 없다. 대부분 선진국에서는 환자가 약을 제대로 복용하는지 확인하는 직접 복약 확인 절차를 시행하지만 국내에서는 그렇지 않은 상황이다.

최근 국내 다제내성결핵 환자의 절반 이상은 이전에 결핵 치료를 받지 않은 초치료 결핵 환자다. 다시 말해 다제내성결핵 환자를 통해 바로 다제내성결핵에 감염된 환자인 것이다. 앞서 말했듯이 다제내성결핵 환자의 진단이 늦어짐에 따라 치료가 지연되고, 관리 또한 미흡하니 이렇게 억울한 추가 감염자가 발생하고 있는 것이다.

20년 전 대만의 경우 우리와 비슷한 상황이었으나 조기 진단 검사의 적극 도입과 효과적인 약의 무상 공급 및 직접 복약 확인 등 철저한 환자 관리를 했다. 그 결과 치료 중단율을 3% 미만으로 낮추고, 치료 성공률을 80% 이상으로 올렸다. 환자수도 10년 만에 절반으로 줄였다.

우리나라도 다제내성결핵의 신속한 진단과 적절한 치료 그리고 철저한 환자 관리가 제대로 이루어진다면, 추가 감염자의 피해를 막을 수 있을 것이다. 정부의 과감한 투자와 민간 병원의 적극적인 협력이 필요한 때다.

한마디로 고원중은 임상의사이자 의학자가 할 수 있는 모든 활동을, 각 영역에서 거의 완전하게 수행하였다. 그의 삶은 봉사와 헌신의 삶이었고, 진리를 추구하는 삶이었다. 그가 남긴 수많은 업적들은 그런 치열한 노력의 산물이었다.

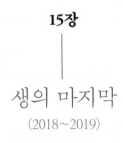

15장

생의 마지막

(2018~2019)

　　이렇게 많은 업적은 거의 초인적인 업무량이 아니면 불가능했다. 고원중은 삼성병원에 재직하면서 매일 12~15시간씩 하루도 쉬지 않고 일했다. 주말까지 치더라도 매주 80시간 이상, 사실상 100시간 가까이 일해야 했다. 고원중의 병원 출근 시간은 새벽 6시였고, 이를 위해서는 5시면 일어나야 했다. 평균 퇴근 시간은 밤 9시 혹은 10시였다. 미국 연수를 다녀온 이후부터 고원중은 만성적인 디스크 증상이 악화되기 시작했다. 그러나 바쁜 업무로 인해 디스크 치료에 꼭 필요한 휴식이나 운동과 같은 데 쓸 시간을 낼 수 없었다. 결국 그는 진통제에 의존하면서 진료와 연구, 교육, 행정 업무를 감당해야 했고, 이는 신체뿐 아니라 정신을 갉아먹었고

2010년부터는 허리 디스크 증세가 심해졌다.

다음 표는 2017년 삼성서울병원을 포함한 대표적인 6개 병원에서 비결핵항산균^{NTM} 검사를 의뢰한 균주의 숫자를 보여 준다.

2017.01부터 2017.12까지 12개월간 아래 6개 병원에서
결핵연구원으로 NTM DST가 의뢰된 M. abscessus, M. massiliense 균주는 모두 609 균주입니다.
이 중 한 환자에서 2회 이상 NTM DST가 의뢰된 경우는
처음 의뢰된 균주만을 연구대상으로 하였고
총 연구대상이 433균주입니다.
현재 균주를 계대배양하여 후속연구를 위한 single colony 확보 중입니다.

병원	연구책임자	2017.01-2017.12	중복	중복제외
길병원	강신명	15	3	12 (3%)
부산대학교병원	목정하	21	5	16 (4%)
삼성서울병원	고원중	404	154	250 (58%)
서울대학교병원	임재준	88	9	79 (18%)
서울아산병원	심태선	61	2	59 (13%)
순천향대학교병원	장안수	20	3	17 (4%)
총합		609	176	433 (100%)

이는 고원중의 이메일에서 찾은 것인데, 2017년 비결핵항산균 의뢰 균주 수는 삼성서울병원이 404건으로 서울대병원이나 아산병원에 비해서 압도적으로 높다. 이는 고원중이 서울대병원이나 아산병원의 동료 교수에 비해서 훨씬 더 많은 환자를 보고 있었음을 시사하며 그가 그만큼의 과중한 업무를 수행했음을 뜻하는 것이다. 삼성서울병원 전병우 교수의 추산에 따르면 2020

년 M.avium과 M. abscessus 환자는 아산병원 1,300명, 서울대병원 800명으로 보이는데 비해 삼성서울병원은 1,603명이며, 전체 NTM 폐질환 환자는 4,592명으로 나타났다. 즉 삼성서울병원이 전국의 비결핵항산균폐질환 환자를 대부분 진료하고 있었으며, 이는 곧 고원중의 업무였다. 다시 말해 고원중의 업무량은 비슷한 수준의 다른 병원 교수와 비교했을 때 압도적으로 많았다.

환자의 수만 해도 전국 최고 수준인데, 이 NTM 폐질환 환자는 진료도 몹시 까다로웠다. 다음은 고원중의 2018년 10월 1일자 이메일 내용이다.

> 외래 진료를 5분 간격으로 예약해도
> 이 환자 제대로 보려면 그 전날 반나절 이상 시간 들여서
> CT도 미리 보고 검사결과 정리하고 미리 계획 세워 놓아야 하거든요.
> 외래 끝나고 나서도 미처 정리못한 환자들 또 다시 정리해야 하고요.
> 말은 외래 한세션 진료한다지만, 앞뒤로 준비하고 정리하는 시간이
> NTM 환자는 너무 오래 걸립니다.
> 너무 어려운 병이고 도저히 5분 외래에 진료볼 수 없는 환자들이에요.
> 겉으로는 일주일 외래진료 3세션이라지만
> 이 외래 환자 진료 전후에 투자하는 시간과 입원환자 진료에만
> 6세션 이상의 시간을 사용하고 있는 겁니다.

나머지 시간에 새로 나온 논문 읽고 제 연구 진행해야 하고요.

국내외 학회일도 계속 해야 하고요.

이러니 지금도 주7일 80시간 이상을 PC 앞에서 일하면서 살고 있죠.

어제 그제도 그랬고요.

흔히 하듯 외래를 5분 간격으로 예약을 해도, 그 준비를 하려면 전날 엄청난 시간이 소요되고, 앞뒤로 진료하는 시간이 너무 많이 걸려 도저히 5분 안에는 진료를 볼 수 없었던 것이다. 여기에 입원 환자 진료까지 합치면 일주일에 외래 3세션은 6세션과 맞먹는 시간이 소요되었다. 외래를 볼 때는 점심 먹을 시간도 없어 오전 세션이 끝나면 두유 하나 정도 먹고 바로 오후 세션 환자를 보아야 하는 나날이 지속되었다. 그런데도 나머지 시간에는 논문 읽고 연구해야 하고, 학회 등의 사무도 보아야 하니 주 7일 80시간 이상을 PC앞에 앉아 일할 수밖에 없는 것이었다.

병원 근무 당시 고원중의 이메일 기록을 보면 하루 약 40~50통의 이메일을 처리하고 있었으며 대부분은 새벽 6시부터 시작하여 밤 12시가 지나야 끝났다. 업무 메일의 처리에만 이 정도의 시간을 보냈고, 나머지 논문을 읽거나 쓰기 위해 소요된 시간은 짐작이 불가능하다. 이 정도의 일을 다른 병원보다 두 배 이상의 환자를 보며 해 내야 했다. 이런 과정에서 허리 디스크의 악화는 불

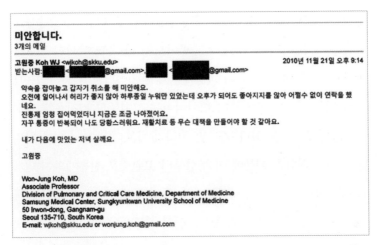

미안합니다.
3개의 메일

고원중 Koh WJ <wjkoh@skku.edu>   2010년 11월 21일 오후 9:14
받는사람: ███ <████@gmail.com>, ███ ████@gmail.com>

약속을 잡아놓고 갑자기 취소를 해 미안해요.
오전에 일어나서 허리가 좋지 않아 하루종일 누워만 있었는데 오후가 되어도 좋아지지를 않아 어쩔수 없이 연락을 했
네요.
진통제 엄청 집어먹었더니 지금은 조금 나아졌어요.
자꾸 통증이 반복되어 나도 당황스러워요. 재활치료 등 무슨 대책을 만들어야 할 것 같아요.

내가 다음에 맛있는 저녁 살께요.

고원중

Won-Jung Koh, MD
Associate Professor
Division of Pulmonary and Critical Care Medicine, Department of Medicine
Samsung Medical Center, Sungkyunkwan University School of Medicine
50 Irwon-dong, Gangnam-gu
Seoul 135-710, South Korea
E-mail: wjkoh@skku.edu or wonjung.koh@gmail.com

2010년 11월 21일자 메일

가피했으며, 2010년 이후가 되면 이따금 쓰러져 하루 종일 자리에 누워 있어야 했다. 2010년 10월 10일, 고원중은 허리 통증으로 급기야 입원하였다. 이 입원은 이후 여러 차례 이어질 디스크로 인한 입원의 시초였다. 그러나 다른 사람들처럼 휴직을 하고 몇 개월을 쉬거나 오랫동안 입원할 수 없었고 통증이 좀 가라앉으면서 퇴원하고 다시 업무로 복귀해야 했지만 이 고질적인 허리 통증은 그를 계속해서 괴롭혔다. 그는 2013년 4월 7일에도 역시 허리 디스크로 3일간 입원해야 했으며, 2016년 6월 6일에도 마찬가지 증상으로 이틀간 입원하였다.

2010년에 그의 상사이자 선배인 권오정 교수는 고원중에게 메

일을 보내 "나뿐 아니라 호흡기내과 교수들도, 다른 과 교수들도 고원중 교수 어디 안 좋으냐고 물어보곤 한다. 의학적인 도움을 받아보는 게 어떻겠느냐(2010년 11월 9일자 이메일)"고 제안하였는데 이로 미루어볼 때 당시부터 병원에서는 고원중의 건강을 걱정하고 있었음을 알 수 있다. 하지만 허리가 아프다고 하여 일을 하지 않을 수는 없었기 때문에 이 무렵부터 고원중은 진통제와 수면제를 복용하기 시작했다. 새벽부터 늦은 밤까지의 업무는 수면 리듬을 손상시켰고, 허리의 통증으로 인해 진통제와 수면제를 복용하지 않으면 쪽잠이나마 잠을 잘 수 없었기 때문이다.

2010년부터 사실상 고원중은 의사의 번아웃[burn out] 초기 상태를 보이기 시작했다. 번아웃이란 국제질병분류[ICD-11] 정의에 따르면 만성적 업무 스트레스가 잘 관리되지 않아 발생하는 증후군으로 에너지 고갈과 소진감, 자신의 일에 정신적으로 거리를 두려는 느낌의 증가… 전문직 업무 효용성의 감소가 특징이라고 한다. (하지현. 의사의 번아웃과 정신건강. 대한의사협회지. 2019:62(7):346-348.) 2014년 미국 의사들을 대상으로 한 조사에서는 54%가 한 가지 이상의 번아웃 증상을 보이고 있었고, 2018년 우리나라 소화기내과 의사들을 대상으로 한 조사에서는 의사 222명 중 143명(64.4%)이 번아웃 증상이 관찰되었다고 한다. 2차와 3차 의료기관에 종사하는 소화기내과 의사들의 평균 주당 업무시간은 71.5시간이었다. (ES Jang, N.

Kim, Work life conflict and its health effects on Kroean gastroenterologists according to age and sex. Digestive Disease and Science, 2019. 9.25.) 고원중의 업무 시간은 우리나라 평균 내과 의사들보다 더 많았고, 모든 객관적 지표들, 즉 환자 수와 논문 수 등은 그러한 시간적 투자가 없었다면 불가능했을 만큼의 숫자를 보여 준다.

2차 및 3차 의료기관에 종사하는 소화기내과 의사의 평균 주당 업무시간이 70시간이 넘는다는 사실은 토요일과 일요일에 일을 한다 해도 평균 매일 10시간이 넘는 과중한 업무를 의사들이 소화해야 함을 보여 준다. 대한민국의 의료제도 하에서 의사의 과로와 번아웃은 어쩌면 필연일 것이다. 그런데 고원중은 그러한 환자 중에서도 어쩌면 가장 까다로운 범주의 환자를 보아야 했고, 또 끊임없이 연구를 해야 했다. 번아웃에 빠지지 않는다면 그것이 오히려 이상할 정도였다. 정신과 의사 하지현은 번아웃의 발생 원인으로 의사의 공통적 성격 특성을 우선 들고 있다. "강박적이며, 완벽주의를 추구하는 직업 환경에서 훈련받은 것, 어려움을 받아들이기보다 회피하거나 부정하려는 성향, 자신이 약하거나 결점이 있다는 것을 받아들이지 못 하는 것, 성실함과 노력으로 극복하려는 성향"이 번아웃으로 이어지기 쉬운 성격 특성이라 한다. 또한 진료에만 집중할 수 없는 환경도 번아웃의 주요 원인인데 예컨대 병원 내 행정 잡무 및 보험 청구 등의 서류 작업이 더 많은 시간과 노력을 요구하면서 스트레스가 가중되고 번아웃으로 이어진다고 한다. (하지현, 앞의 논문.)

고원중은 이러한 과중한 업무를 2010년부터 계속 수행하였다. 계속해서 늘어나는 다제내성결핵과 비결핵성항산균 폐질환 환자를 진료하고, 병원에 NTM 폐질환 환자 코호트를 구축하였으며, 후배들을 교육하고, 논문을 쓰고, 그러면서도 타 병원이나 결핵협회 등의 교육 요구에는 언제나 성실하게 응했다. 국내에서 아직 초보적인 단계에 머물러 있는 NTM에 대한 내용을 자신이 아니면 제대로 교육할 사람조차 없었기 때문이었다. 그래서 그러한 요청이 있으면 부지런히 다니고는 했다. 완벽주의를 추구하고, 또한 어려움을 본인의 성실함과 노력으로만 극복하려 했던 사람, 그러나 세상은 그에게 호의적이지만은 않았다.

2015년부터 고원중은 삼성서울병원에서 일하는 데 회의를 품기 시작했다. 군 복무를 마친 후 서울대병원에서 펠로우를 하지 않고 삼성서울병원으로 온 것은 그가 원하는 임상연구를 하기에 구태의연한 서울대병원보다는 막 설립되어 새로운 개념으로 출발하고자 하는 삼성서울병원이 더 맞겠다는 생각 때문이었다. 그에게 지위나 명예와 같은 것은 별다른 관심사가 아니었고, 어디까지나 하고 싶은 연구를 하면서 환자들에게 도움이 되고 싶은 것이 더 절실한 관심하였다. 그런데 그는 삼성서울병원에 근무한 지 15년이 지나자 삼성서울병원 역시 기존의 종합병원의 타성에 젖어가기 시작한다고 느낀 것이다.

하지만 삼성서울병원 역시 그럴 만한 사정이 없지 않았다. 갈수록 격화되어 가는 의료계의 경쟁 속에서 주요 대학병원의 위상을 유지하려면 몸집 불리기를 해야 했고, 적절한 수익을 올리지 않으면 바로 적자가 발생하는 수익 구조를 안고 있었던 것이다. 예컨대 2010년 서울대병원은 1조 1489억 원의 매출을 올렸지만 123억 원의 순손실을 기록했으며, 서울아산병원은 1조 4859억 원의 매출을 올렸지만 수익은 1억 원에 불과했다. 삼성서울병원은 1조 143억 원의 매출을 올렸지만 188억 원의 손실을 보았다. 게다가 2011년도 삼성서울병원은 495억 원의 손실을 냈다. 2008년 삼성서울병원은 652병상의 암병원을 개원하였는데 이후 서울아산병원과 서울성모병원, 연세의료원 등도 잇달아 병상을 늘렸다. (파이낸셜뉴스, 2011.5.3.)

고원중이 임용되었을 때만 해도 삼성서울병원은 수익 여부가 그리 중요하지 않은 병원이었고, 1994년 개원하였을 당시에는 삼성그룹이 막대한 투자를 하여 자금이 넘쳐나는 병원이었다. 초기에는 교수들이 해외 학회로 출장을 갈 때는 1등석 항공권을 끊어줄 정도였다. (매일경제, 2001.2.14.) 교수들이 하려고만 하면 지원은 얼마든지 되었으니 전공의 시절 이러한 삼성서울병원의 분위기를 느꼈던 고원중이 이곳에서 본인의 커리어를 쌓고자 한 것은 이상한 일도 아니었다. 하지만 IMF 경제위기를 겪으면서 삼성서울병원도 초기만큼의 넉넉한 지원을 받을 수 없게 되었고, 이후에는 다른 대학병원들처럼 독자적으로 생존 방향을 모색해야 하는 기관이 되어 갔다. 애초 목표는 '초일류 병원', '국내 최고의 병원'이었고 이를 위해 모 기업의 지원을 아낌없이 받았지만, 그러한 목표는 이제 당장의 경영 현실에서 빛을 잃어가고 있었다.

우리나라의 의료정책은 2000년 의약분업으로 인한 의료계 전면파업 사태 이래 혼미를 거듭했고, 정치권은 바람직한 의료제도의 구축과 운영에는 관심을 잃고 당장 표의 획득에 도움이 되는 포퓰리슴적 정책을 남발하였으며, 한편에는 보험수가 억제를 통한 총 의료수요를 묶어 놓는 것에 사력을 다했다. 그 결과 환자들은 주변의 가까운 1차나 2차 의료기관보다는 대형 대학병원에 몰리게 되었으며, KTX 등 교통의 발달로 인해 전국의 환자들이 서울의 대형 대학병원으로 몰려들어 왔다. 소위 빅5라 일컫는 대형 대학병원 간의 경쟁이 격화되었고, 이들은 병상 수를 늘리고 암전문병원을 짓고, 별도 외래 시설을 증축하는 등 우선적으로 시설을 확충하였다. 그러나 늘 원가에 못 미치는 의료수가를 가지고는 시설 투자를 하면 오히려 적자만 커지는 역설 속에서 결국 의료진을 쥐어짜는 방향으로 나아갈 수밖에 없었다. 특히 소위 '돈 안 되는 환자'는 기피하고, 비보험 고가 진료가 커다란 비중을 차지하는 암 환자 등 '돈 되는 환자'에 집중할 수밖에 없었다. 그런데 고원중이 보는 다제내성결핵 그리고 비결핵성항산균폐질환 환자들은 대표적으로 돈이 되지 않는 환자였다.

게다가 암, 심장병, 장기이식 등 첨단 의료를 제공한다는 것을 자신의 특기와 장점으로 집중적으로 홍보하고 싶어 한 대형 대학병원들에 있어 결핵 환자란 뭔가 시대에 뒤떨어지고, 가난하고, 못살았던 과거를 표상하는 것이었다. 결핵은 여전히 우리나라의 커다란 건강문제이고 2020년 발생한 결핵 환자는 1만 9,933명으로 우리나라가 OECD국가 중 1위이며, 사망자는 1,356명으로 국가가 관리하는 법정 전염병 환자 중 가장 많았다. 심지어 2020년 COVID-19 사망자 922명보다 결핵으로 사망한 사람이 더 많았다. 그럼에도 불구하고 사람들은 결핵보다는 COVID-19가 더 중요한 문제라고 생각할 것이며, 이들을 치료해야 할 의사들 대부분도 그렇게 느낄 것이다. 게다가 결핵은 치료를 잘하면 완치될 수 있는 감염병이며, 역으로 치료하지 않으면 본인은 물론 다른 사람에게도 전파되어 사회적으로 큰 해악을 미칠 수 있는 병이기도 하다. 암은 전염되지 않지만, 결핵은 환자 1명이 30명을 감염시킬 수 있는 병이며, 특히 신부전, 당뇨 등으로 면역력이 떨어진 환자들은 감염에 더욱 취약하기도 하다.

하지만 다른 대부분의 대학병원과 마찬가지로 삼성서울병원도 수익 구조에 도움이 되고 병원의 평판도 높일 수 있는 폐암 환자 등을 집중적으로 보기를 원했고, 결핵과 같은 '시시한' 병에 굳이 자원을 투입하고 싶어 하지 않았다. 고원중의 명성이 높아짐에 따라 전국의 결핵, 또는 NTM 폐질환 환자들이 몰려오는 것도 그리 달가운 일이 아니었다. 이들은 치료는 쉽지 않고, 병원의 자원은 상당히 소모하였지만, 병원의 수익이나 홍보에 크게 도움이 되지도 않았기 때문이다. 게다가 병원은 초창기와 달리 갈수록 경쟁에서 이기고 수익을 내야 한다는 압박에 시달리고 있었다. 고원중이 선배에게 보낸 2015년 4월의 이메일에서 "최근 수년간 병원과 과가 너무 많이 변했습니다. 더 이상은 제가 더 나은 연구자로 성장하거나 발전하지 못할 것 같습니다. 개인으로 노력으로 해결될 수 있는 부분도 아닌 것 같고요"라고 한 것은 바로 이런 점을 지적한 것이다.

고원중은 병원에서 연구자로서의 성장과 발전 그리고 실제 고통을 겪는 환자들에 대한 도움이 되기를 원했지만 대한민국의 의료 현실에서 그것은 쉽지 않은 일이었다. 보통의 의사라면 이런 경우 어느 정도의 타협을 하였을 것이고, 사실 많은 의사와 의대 교수들이 그렇게 살아가고 있다. 하지만 고원중은 그런 면에서 무슨 타협을 할 성격의 소유자가 아니었다. 그는 웃는 얼굴로 묵묵히, 자신의 몸을 갈아 넣으며 의사의 사명 대 병원의 현실 사이에서 어려운 줄타기를 간신히 해 나가고 있었지만 이는 그의 몸과 마음에 계속해서 상처를 입혔다. 또한 그의 그러한 모습이나 행동이 모든 주위 사람들에게 긍정적으로 비친 것도 아니었다. 그러한 성격의 소유자는 어디에서나 조직의 부적응자, 열외, 저만 잘난 체 하는 인간으로 비칠 수 있었다. 또한 그의 명성이 국내외에서 높아지고 학술적 표창과 인정이 뒤따를수록 이를 시기하고 비웃는 사람들도 있기 마련이었다. 하지만 이런 인간 세상의 어두운 이면을 받아들이기에는 고원중의 심성은 너무 순수했고, 열정은 너무 충만했다.

고원중이 받은 첫 번째 상처는 2010년 말 새로 개원할 암병원의 진료 업무를 지원할 교수 채용 문제를 놓고 일어났다. 고원중은 새로 채용될 교수 인력의 자격과 인사 원칙에 대해 많은 의견을 피력하였지만 그의 의견은 병원 집행부에 의해 받아들여지지 않았다. 이후 그는 인사 등 과내 문제에 대해 언급하기를 꺼려했고 병원 행정 전반은 그의 바람과는 다른 방식으로 진행되었다. 예컨대 2011년 이래 호흡기내과의 신임 교수 중 폐암 전공자는

2~3명이 신규 채용되었지만 그가 원하는 결핵 전공자는 2017년 까지도 채용되지 않았다. 사실 그 가장 큰 이유는 당장 병원의 수익에 도움이 되는 인사를 우선할 수밖에 없었기 때문이었다. 고원중은 물론 이를 잘 이해하고 있었지만 그럼에도 본인의 업무는 혼자 감당할 수 있는 정도의 크기가 아니었다.

도와줄 사람이 없는 가운데 업무는 더욱 과중해졌고, 연구 환경도 점점 더 어려워졌지만 이런 가운데 2015년 4월 고원중은 삼성서울병원의 호흡기내과 분과장을 맡게 되었다. 원래 고원중은 이런 조직의 장 자리를 그리 좋아하지 않았지만 이제 나이도 중견이 되고 후배들도 많아져 직무를 회피할 수는 없었다. 이는 기존의 진료와 교육, 연구 외에도 과의 행정 업무가 추가되었음을 의미했지만 고원중은 언제나처럼 이 일에도 성의를 다해 임했다. 그러던 중 2015년 5월 말에 중동호흡기증후군^{MERS} 사태가 터졌다. 그 와중에 삼성서울병원은 이 감염의 진원지로 지목되어 호된 비난을 받았고 커다란 위기에 봉착하게 되었다. 전체 메르스 환자(186명)의 절반에 달하는 85명의 감염자가 삼성서울병원에서 나온 것이다.

이 사건으로 인해 병원의 주요 병동 시설이 한동안 폐쇄되었고, 나중에는 급기야 이재용 삼성 부회장이 대국민 사과를 해야 했다. 고원중은 이러한 사태의 한가운데서 몇 주 동안이나 집에도 가지 못 한 채 병원에서 당직을 하며 사태를 수습해야 했지만, 나중에 이 사태의 발생과 수습 과정에서 과 내에, 혹은 병원 내에서 일어난 갈등 과정에서 많은 실망과 좌절을 느끼고 마음에 상처를 입었다. 그가 믿고 따랐던, 또 함께 일했던 선배와 동료들 사이에 틈이 생겨버린 것이다. 메르스는 전염병이지만 호흡기 질환이었으므로 이 사태의 해결에 호흡기내과가 중심적인 역할을 해야 했으나 사실 전 국민을 패닉에 빠뜨렸던 질병으로 그 여파는 전 병원에 미쳤다. 삼성서울병원은 메르스 숙주병원이라는 오명을 뒤집어썼고, 늑장 대응에 감염 사실을 알고도 이를 감추었다는 거센 사회적 비난까지 받게 되었다. 이로 인해 한동안 삼성서울병원 환자 수가 급감하였고, 병원의 평판과 순위에도 영향을 받게 되었다. 2020년의 법원 판결을 통해 삼성서울병원이 메르스 사태에 늑장 대처했다는 비난은 근거가 없었던 것으로 판명되었지만 이미 이 병원은 깊은 타격을 받은 뒤였다.

메르스가 유행한 2015년 여름 이후 6개월은 고원중의 삶에서 가장 힘든 기간이었다. 그러나 이 사태가 어느 정도 가라앉았을 때 그를 더욱 힘들게 한 것은 이러한 위기 상황에서 빚어진 사람들과의 갈등이었다. 그는 호흡기 분과장으로서 매일매일 변화하는 병원의 방침을 같은 과의 교수들에게 통보하고 이들을 통솔해야 했지만, 일부 교수들은 그의 지시에 잘 따르지 않았다. 이러한 위기 상황 자체가 전례 없었던 일이었던 데다가 의대 교수들은 여전히 자신들의 방식을 고수하는 데 익숙한 자존심이 강한 전문가들이었다. 더구나 고원중은 평소 진료와 연구에 치여 같은 과라고 해도 선후배와 동료들 사이에 돈독한 인간관계를 구축할 시간이 없었다. 인간관계를 부드럽게 하기 위해 회식을 하거나 골프를 함께 치거나 하는 일은 매주 80~100시간을 일해야 했던 그에게는 사치였다. 그가 훌륭한 의사이고 탁월한 연구자라는 점은 모두가 인정했지만, 그와 직접 함께 일하지 않는 사람의 눈에는 그는 자기 일에만 몰두하는 좀 특이하고 고집 센 인물로 비칠 수도 있었다. 더군다나 고원중은 호흡기내과에서 생산되는 연구업적의 상당 부분을 담당하고 있었고, 상이란 상은 다 휩쓸고 있었다. 이런 상황에서 일부 동료들 간에 그를 경원시하는 분위기가 생겨났고, 이러한 갈등은 메르스 사태를 거치며 더욱 증폭되었다. 그 결과 고원중은 과의 주요 의사결정 과정에서 은근히 소외되었고, 그의 주장이나 요구는 종종 묵살되었다.

힘들었던 2015년이 지나고 2016년이 되자 고원중의 나이도 이제 오십을 바라보게 되었다. 오십 줄에 들어서자 고원중의 체력과 정신력은 급속도로 고갈되기 시작했다. 그는 더 이상 예전처럼 환자를 볼 수 없다는 어려움을 호소했지만, 그의 업무는 계속 늘어가기만 했다. 우선 구축한 지 십 년 가까이 된 결핵 환자 코호트를 관리해야 했으며, 결핵과 관련된 여러 행정적 업무를 보아야 했고, 일반결핵 환자와 다제내성결핵 환자 그리고 NTM 폐질환 환자들을 보아야 했다. 이런 업무를 해 내기 위해 그가 무엇보다 원했던 것은 오로지 자신을 도와줄 후배 교수였다. 그리고 이 일을 전적으로 도와줄 후배 교수가 있어야만 그가 원했던 대로 삼성서울병원이 NTM 질환에 있어 세계적인 연구센터로 도약할 수 있었을 거라 생각했다. 그래서 여러 해 전부터 계속해서 병원에 결핵을 전문으로 하는 교수를 임용해 달라고 요구하였지만 그의 요청은 소속 과와 병원의 상층부에서 오랫동안 받아들여지지 않았고 그 이유는 앞서 설명한 대로, 혹은 고원중이 느꼈던 대로 그가 연수를 다녀온 후의 삼성서울병원은 그가 청운의 뜻을 품고 임상강사로 일하기 시작했던 삼성서울병원과는 상당히 달라져 있었기 때문이었다.

2016년부터 고원중은 수면제를 복용하지 않으면 잠을 이루지 못 했다. 디스크로 인한 통증은 계속되었고, 과로와 수면 부족, 허리 통증으로 인해 그는 마음이 편할 날이 없었다. 사람에게서 받은 상처로 인해 그는 사람들과 멀어졌고, 꼭 가야 하는 곳이 아니면 회식 등의 행사에도 거의 참석하지 않았다. 이럴수록 주변과의 거리는 더욱 멀어졌고, 제대로 일을 할 수 있도록 사람을 더 뽑아 달라는 요구는 계속 받아들여지지 않았다. 이런 가운데 2017년으로 접어들면서 고원중은 사소한 일에도 짜증을 내고 신경질이 늘기 시작했다. 그는 원래 늘 웃고 주위를 배려하는 사람이었기 때문에 이와 같은 변화에 놀란 아내 이윤진은 정신건강의학과 상담을 받아볼 것을 권했지만 그는 혹시나 병원에 소문이 퍼질까 걱정하여 받아들이지 않았다. 하지만 그런 가운데 그는 우울증 치료제인 디아제팜과 각종 진통제 등을 자가 처방으로 복용하고 있었다. 약의 도움이 아니면 하루하루를 견디어 내기 어려웠기 때문이었다. 사실 의사 번아웃 증후군에 대한 많은 지침은 휴식과 여가를 가지고 다른 전문가의 도움을 받을 것을 권고하고 있다. 하지만 많은 의사들은 업무를 줄이기 어렵고, 휴식과 여가를 위한 시간을 내기 어려우며, 또한 자존심과 프라이버시 문제로 인해 다른 의사의 도움을 받기를 원하지 않아 상태를 악화시키고는 한다. '상처 입은 치유자wounded healer'라는 유명한 표현이 있는데, 다른 사람들을 돌보면서도 정작 자신은 돌보기 어려운 의사를 일컫는 말이다. 고원중은 자기 환자들에게는 누구보다 좋은 의사였지만, 정작 자신을 돌보는 데는 대부분의 의사와 마찬가지로 서툴렀다.

2017년 여름이 되자 여러 우여곡절 끝에 NTM 폐질환 전공 의사를 충원할 수 있는 기회가 생겼다. 호흡기내과의 모든 교수들이 모여 교수 회의를 한 끝에 최종적으로 고원중이 함께 일할 수 있는 NTM 폐질환 전공자를 교수로 임용하기로 결정하였고, 그 결과 2017년 9월 한림대학교 강남성심병원 호흡기내과 임상조교수로 있던 전병우 교수가 임용되었다. 전병우 교수는 2013년부터 2016년까지 삼성서울병원 호흡기내과 펠로우로 있으면서 고원중과 함께 일을 했던 후배였다. 그런데 전병우 교수는 입사 후 폐암센터로 발령이 났고, 결핵과 NTM 폐질환 관련 일은 절반 정도밖에 못하고, 남은 시간은 폐암 환자를 진료해야 했다. 고원중은 이 일로 심각한 충격을 받았고, 윗선에 이의를 제기하였지만 이 역시 받아들여지지 않았다.

이후 고원중은 삼성서울병원에서 계속 일을 해야 할지, 할 수 있을지에 대해 심각한 회의에 빠졌고, 구체적으로 이직을 고민하기 시작했다. 2017년 11월 고원중은 당시 권오정 병원장과 서지영 호흡기내과장에게 보낸 이메일에서 처음으로 사직 의사를 밝혔다. "예전과 같은 과의 단합을 위해 제가 방해가 된다면 앞으로 과의 발전을 위해 제가 갈등이 된다면 제가 그만두고자 합니다. 2001년 16년 전 제가 이곳에서 근무를 시작할 때의 활기참과 건강함을 병원도 과도 많이 잃어버린 것 같아 가슴 아픕니다(고원중 이메일. 2017년 11월 11일)." 같은 메일에서 그는 "밀린 일이 많아 어떻게 정리해야 할지 모르겠지만 마무리해야 할 일만 어떻게든 끝내고 사직하고자 합니다. 새로 시작하는 일만 하지 않으면 내년 상반기까지 수개월 내에 마무리할 수 있을 것 같습니다… 삼성서울병원에서 일하는 16년 동안 저 나름대로 열심히 일했습니다. 제가 이제까지 TB, NTM 집중하고 이렇게 기쁘고 집중해서 일할 수 있게 도와주신 것만큼은 정말로 감사드립니다. 다른 병원이라면 이만큼 성과와 보람을 만들 수 없었을 겁니다. 여기서 일했던 시간만큼은 보람되고 자랑스럽습니다. 끝까지 함께 하지 못해 죄송합니다"로 끝을 맺었다.

2018년이 되어 고원중은 삼성서울병원을 사직하겠다는 결심을 굳혔지만 이미 벌인 일들을 정리해야 했고, 동시에 새 직장을 알아보아야 했다. 그러나 사직 결심 이후 고원중의 건강은 계속 악화 일로에 있었고, 이로 인해 실제 사직에 이르기까지는 많은 시간이 소요되었다. 또한 사직하기로 한 결심은 고원중의 마음에도 커다란 상처를 입혔다. 말이 쉽지 17년간 모든 것을 다 쏟아 부었던 직장 그리고 그곳에서의 업무와 연구를 정리한다는 것은 결코 쉬운 일이 아니었다. 스트레스가 극도에 달했던 고원중은 2018년 5월 29일에 허리 디스크가 심해져 다시 입원할 수밖에 없었다. 이런 상황에서도 그는 논문을 쓰고, 학위 논문 지도를 하고, 또한 국제 학회 준비도 해야 했다. 다음 이메일은 당시 그가 처한 상황을 잘 보여 준다.

몇 년에 한번씩 내가 이렇게 사고를 치네요.

그제 입원하고 어제 척추주사 맞고 퇴원하고 계속 누워서 잠만 자고

오늘은 좀 낫네요. 허리 펴고 서기는 힘들어도 구부정하게 서서 이메일

쓰는 건 가능하고요.

근데 50이 넘으니 이제 평일 12~15시간 주말까지 주7일 일하는 건 내

몸이 더이상 감당하기 힘든가 봐요.ㅜㅜ

운동하고 체중 줄이라는 의사선생님들 말씀도 안 듣는 짱돌(?)환자라

더 그런가 봐요.ㅜㅜ

6월 말 박사 예심과 본심 준비 고유상, 전병우, 문성미 선생과 박사님이

더 잘 준비해 주세요. 연구실에서 연구진행 계속 잘 해주고 박사님들께

서 진행 중인 논문과 앞으로 논문도 잘 써 주세요.^^

나는 상황 보아서 가능한 다음주 초부터는 출근할게요.

6/11 결핵연구회 발표 준비

6/23 일본 오사카 JSTB 일본결핵학회 강의 준비

7/14 미국 워싱턴 DC World Bronchiectasis Conference 강의 준비

위 3개 강의 준비도 해야 하는데 시간이 부족해서 큰일이네요.ㅜㅜ

앞으로는 나는 좀 쉬고 후배들과 박사님들께 더 많이 일 부탁하려고 해

요.^^

— 고원중 이메일(2018년 5월 31일)

하지만 퇴원 이후에도 좀 쉬면서 후배들에게 더 많은 일을 맡기는 것은 생각만큼 되지 않았다. 전국에서 고원중의 이름을 듣고 몰려드는 환자들을 거절하거나, 다른 의사에게 보내는 일도 매우 쉽지 않았다. 환자 입장에서는 명성을 듣고 온 의사가 자신을 거절한다 하면 분개하는 것이 너무나 당연했다. 이 모든 것이 다시 고원중에게는 스트레스로 다가왔다. 하지만 병원의 지원이나 배려는 예전과 달라진 바가 없었고, 고원중은 2018년 10월 병원장에게 사직 의사를 굳힌 이메일을 발송하였다. "요즘 같으면 이러다 정말 과로사할지도 모르겠다는 생각도 합니다"라는 내용을 보냈고, 기간은 내년(2019년) 상반기로 못을 박았다.

사실 이때까지 사직을 하더라도 고원중이 특별히 옮겨갈 곳을 정해 놓지는 않았다. 종신 재직이 가능한 정교수가 소속 기관을 옮기는 경우도 흔치 않았고, 여러 이유로 인해 그러한 사람을 받아 주는 기관, 특히 대학병원은 드물었다. 더구나 고원중은 탁월한 연구업적으로 인해 이미 명성이 자자한 사람이었다. 삼성서울병원에서도 놓아주고 싶지는 않았지만, 그렇다고 선뜻 받고자 하는 곳도 흔하지는 않았다. 이런 가운데도 사직을 결심한 것은 정말 그의 스트레스가 최고조에 달했고 건강도 그만큼 문제가 생겨서였던 것이다. 고원중은 자신이 번아웃 상태에 있다는 것을 인지하고 있었다. 하지만 그가 만들어 놓은 일, 후배와 제자들에 대한

돌봄, 환자와의 관계 등은 그가 쉽게 물러나는 것을 허락하지 않았다. 그에게 절실히 필요한 것은 업무를 나눌 수 있는 지원 그리고 연구에 전념하게 해 줄 수 있는 병원 측의 배려였지만 한국의 의료현실에서 그것은 쉽게 얻어질 수 있는 것이 아니었다. 고원중의 NTM 연구실이 국제적인 센터로 도약하기 위해서는 더 많은 지원이 필요했고, 고원중은 이를 간절히 원했지만 현실은 그에 미치지 못했다. 그 가운데서 고원중은 자신의 꿈이 무너지고 평생의 노력으로 구축했던 연구 기반도 함께 무너짐을 느꼈다. 이는 단지 특정 병원이 마음에 들지 않아 다른 병원으로 옮기는 것과는 차원이 다른 문제였다. 그에게 결핵 그리고 NTM 폐질환 연구는 평생을 바친 일이었고, 의사로서 그의 정체성의 가장 중요한 부분이었다. 그런데 이제 그것을 놓아야 할 때가 되어 버린 것이다.

사직하겠다는 메일을 보내고, 고원중은 아내 이윤진과 이 문제를 깊이 논의했다. 평소 그의 고뇌를 깊이 이해하고 건강상의 문제를 우려한 이윤진은 사직 문제에 대해서 그가 원하는 대로 하라고 격려해 주었다. 이로 인해 힘을 얻은 고원중은 2019년 1월, 병원에 정식으로 사직서를 제출하였다. 그리고는 그동안 밀린 휴가를 얻어 하와이로 부인과 함께 2주간의 여행을 떠났다. 이 시간은 부부가 함께 보낸 마지막, 그러나 가장 행복했던 시간이 되었다. 그는 이 여행에서 모든 것을 내려놓고 정말 모처럼만에 홀가분한 시간을 보낼 수 있었다.

 하지만 고원중의 사직서는 바로 수리되지는 않았다. 삼성서울
병원으로서도 그동안 대표적인 업적을 산출하고 국제적인 명성
을 가진 교수를 바로 내보내기는 쉽지 않은 일이었다. 병원 측은
고원중의 건강이 좀 나아지고, 환자 부담을 좀 줄여 주면 생각을
바꾸지 않을까 하는 기대를 여전히 가지고 있었다. 그래서 고원중
은 2019년 2월 22일 사직서 수리를 촉구하는 이메일을 다시 병원
장에게 보냈다. 이 메일은 왜 고원중이 그러한 선택을 할 수밖에
없었는지를 단적으로 보여 준다.

 "매주 10명 조금 넘는 신초진 환자를 보는데 왜 그렇게 힘들다
 고 하냐고 하실지 몰라도 이 환자 거의 모두가 NTM 환자입니
 다. 1/3 이상은 타병원에서 치료하다가 치료실패로 의뢰되고
 요, 한번 진료 시작하면 사망하기 전까지는 평생 환자가 되는
 겁니다. 일부 M.abscessus와 M.massiliense 환자가 치료하기 위
 해 입원하지만 입원 후 다시 외래진료 해야 하고요 외래 환자는
 빠져나가지를 않고 한없이 늘어갑니다. 논문에는 치료하지 않
 는 환자도 계속 long term f/u이 필요하다고 쓰고 치료 끝난 환
 자도 재발이 많으니 역시 life-time, long term f/u이 필요하다고
 하는데 그렇게 하지를 못 합니다. 작년부터는 치료하지 않고 수

년간 안정된 환자, 치료 종결한 환자는 다시 연고지 병원으로 되의뢰하고 NTM 악화되거나 재발하면 다시 오시라 해도 환자분들은 그렇게 하지 않고 본원 다니겠다고 하고, 저는 안 된다고 하고 진료실에서 이런 싸움이 발생하니 진료 거부 한다고 고객상담실 불만 접수도 되고 환자 만족도는 계속 낮아지고 있고요, NTM 환자는 외래 5분으로 해결되는 것도 아니고, 이렇게 환자 수는 계속 쌓여가니 제가 감당이 안 됩니다… NTM 진료를 다른 스태프들도 하면 좀 나아질 거라고 생각하실지도 모르겠습니다. 하지만 그렇지 않습니다. 진료지침대로 진료하지 않는 환자는 후향적 임상연구 자료로 사용할 수도 없습니다. 진료지침대로 진료하고, 피험자 동의서 받고 임상검체 모아가고 전향적 코호트에 등록된 환자만 임상연구자료로 사용할 수 있습니다. 그게 현재 전 세계 임상연구의 흐름입니다…."

매주 열 명 정도의 신초진 환자라면 우리나라 대학병원에서는 보통 별 거 아닌 숫자로 치부될 수도 있다. 그러나 문제는 이들이 NTM 폐질환 환자이고, 진료에 많은 시간이 걸리며, 한번 들어오면 평생 나가지 않는 환자라는 것이다. 또한 고원중은 이들을 단지 치료할 뿐 아니라 이들을 전향적 코호트에 넣어 연구를 하는 것이 무엇보다 중요하다고 생각했고, 이렇게 하려면 전담 스태프가 진료지침에 따라 원칙대로 보아야 하는 것이었다. 이들은 환자이자 동시에 임상연구의 연구대상자였고, 연구에 수반되는 윤리원칙 역시 제대로 준수되어야만 하는 것이었다. 그는 임상의사이자 연구자로서 일하기 원했고, 이렇게 하려면 무엇보다 원칙대로 하는 것이 중요했다. 사실 우리나라 의료계와 의학계의 모든 문제가 고원중의 어깨 위에 걸쳐져 있었는데 말은 의학연구가 중요하다 하지만, 그에 필요한 자원은 끌어올 데가 없고, 말은 환자 진료가 중요하다 하지만 원칙대로 진료하면 적자를 보거나 망할 수밖에 없는 것이 21세기 대한민국의 의료 현실이었다. 그는 이러한 부조리한 현실의 희생자가 되었고, 마침내는 순교자가 될 수밖에 없었다.

결국 2019년 2월 고원중의 사직서는 수리되었다. 그는 이제야 후배 전경만 교수에게도 그 사실을 직접적으로 밝힐 수 있었다. 하지만 그 이후 고원중의 마음은 더 복잡해졌다. 본인은 그만두면 끝이지만 본인이 데려와 NTM 폐질환 환자를 맡긴 전병우 교수의 장래는 어떻게 될 것이며 그리고 환자 코호트와 함께 일하던 연구원들은 어떻게 할 것인가? 늘 원칙을 고집하는 그는 윗사람이나 몇몇 선배들과의 관계에서는 어려움을 겪었지만, 후배와 제자, 연구원들에게는 언제나 자상하고 합리적이며 의리 있는 선배이자 스승이었다. 자신이 나가면서 이들의 처지가 더 곤란해질 것을 생각하니 우울감은 더 심해졌다. 사직서 수리 이후 그가 병원장 등에게 보낸 이메일은 이들을 잘 돌보아 달라는 부탁으로 가득하다. 또한 특별히 정해 둔 곳도 없었으니 다시 새 일자리를 찾아야 했다. 이러저러한 문제들은 모두 스트레스의 원인이었고 말로는 홀가분하다 했지만 실제로는 매일 밤잠을 잘 이루지 못했고, 허리 통증은 악화되어 다시 수면제와 진통제를 달고 살아야 했다.

고원중이 사직서를 제출한 후 그 소식은 암암리에 의료계에 퍼져 나갔다. 그 과정에서 우수한 의학연구자를 유치하고자 애를 쓰고 있었던 아주대학교 병원이 그를 주목했다. 이 병원에는 '우수 임상교수 천거 위원회'가 있어 이를 통해서 임용되면 진료 부담은 최소화하면서 연구에 전념할 수 있는 트랙이 갖추어져 있었다. 그의 명성과 업적을 익히 알고 있던 호흡기내과의 모 원로 교수가 간접적인 경로로 그를 추천했고, 2019년 5월 의료원장 면접을 거친 다음 인사위원회를 통과하여 5월 말에는 아주대병원으로 이직하는 것으로 확정되었다. 이 트랙은 무엇보다 진료 부담이 거의 없고, 연구에 전념하면 된다는 조건으로 고원중의 마음에 들었다. 이 과정에서 같은 호흡기내과 의사로 고원중을 흠모하던 아주대병원의 신승수 교수가 이런저런 도움을 주었다. 사실 항상 일손이 부족한 임상과로서는 진료 부담을 나누어질 수 있는 교수를 임용하기를 더 원하는 편이었지만 신승수 교수의 노력과 병원 집행부의 의지로 고원중의 임용은 순탄하게 진행되는 것처럼 보였다. 그러나 고원중에게는 커리어를 완전히 다시 시작하는 것이나 마찬가지였다. 아주대병원은 그가 오랜 세월 구축한 NTM 폐질환 환자를 볼 수 있는 시스템이 있을 리 없었다. 진단검사의학과의 협조도 새로 얻어야 했고, 간호사들도 교육이 필요했으며, 아미카신 흡입기와 같은 장비도 새로 들여놓아야 했다. 환자들은 고원중 교수가 이직한다는 소식을 듣고, 다시 아주대병원으로 몰려들 기세였지만 이러한 시스템이 온전히 갖추어지려면 많은 시간이 필요했을 터였다.

고원중은 2019년 6월까지 삼성서울병원에 근무했고, 삼성서울병원은 7월부터 2달간 고원중에게 안식월을 주었다. 병원 측에서도 인수인계와 정리를 위해서는 그러한 시간이 필요하다고 여겼을 것이었지만 고원중의 상태는 오히려 더 악화되었다. 매일매일 팽팽한 긴장 상태로 살던 사람이 그 긴장이 순식간에 툭 끊어지자 갑자기 공황 상태에 빠진 것과 비슷해진 것이다. 출근을 하지 않아도 되니 그제야 정말 그만두게 되었구나! 하는 느낌이 현실로 다가왔고, 이렇게까지 된 자신의 처지가 더욱 비참하게 느껴졌다. 또한 이런 지경까지 오도록 한 병원과 여러 사람들에 대한 원망도 치밀어 올랐다. 그 결과 매일매일 술과 약물을 달고 살았고, 한두 시간 자다 깨서 책상 앞에서 논문 쓰다가 와인 좀 마시고, 다시 자러 들어갔다가 깨어 몇 알씩 약을 먹고 다시 침대로 들어가는 일이 반복되었다. 아내가 술과 약을 너무 먹는다고 뭐라 하면 그는 그마저도 하지 않으면 한 시간도 자기 어렵다고 했다. 식사도 제대로 못하는 날들이 지속되었다.

급기야 2019년 8월 2일, 고원중은 오후 늦게까지 일어나지 않았다. 아내 이윤진은 밤새워 일을 하고 모처럼 잘 잔다고 생각하고는 깨울 생각도 하지 않았는데, 저녁때가 되도록 일어나지 않아 뭔가 이상한 느낌이 들어 들어가 보니 대답만 겨우 할 뿐 의식이 거의 없었다. 이윤진은 깜짝 놀라 119를 불러 삼성서울병원 응급실로 내원하였고, 진단은 약물 과용으로 인한 흡인성 폐렴 aspiration pneumonia이었다. 고원중은 몇 달 전 이윤진에게 차라리 죽어버리면 좋겠다는 의사를 표명한 적이 있었고 그래서 당시 삼성서울병원에는 고원중이 자살을 기도했다는 소문이 돌았다. 내과의사가 자신이 복용하는 약물의 용량과 효과에 대해 모르지는 않았을 것이지만 이때 고원중은 어느 정도는 자포자기한 심정이었을 것이다. 고원중은 닷새 동안 병원에 입원해 있다가 8월 7일에 퇴원하였는데, 이때 정신건강의학과 진료를 받으라는 권고를 강력하게 거부하였다. 이 또한 같은 병원의 정신건강의학과에 의뢰되어 상담을 받다 보면 과와 병원에 대한 이런저런 일들을 이야기해야 할 텐데 그렇게 하고 싶지 않은 마음이 컸기 때문이었다. 이 또한 의사가 번아웃 증후군에 걸렸을 때 겪는 어려움 중의 하나이기도 하다.

고원중은 자신이 번아웃 상태에 빠졌음을 분명히 알고 있었고, 아주대병원으로 옮기는 과정에서 신승수 교수와 이야기하던 중 자신이 번아웃 되었다는 사실을 분명히 밝혔다. 앞서 언급하였듯이 의사의 절반 이상이 번아웃 증상을 호소한다. 그만큼 이는 의료계에 뿌리가 깊고 널리 퍼진 질환이다. 고원중의 문제는 그것이 손쓸 수 없을 지경으로 악화되어 버렸다는 것이고, 이는 그가 심약하거나 무슨 다른 정신심리적인 문제가 있어서가 아니었다. 그의 도저한 책임감과 타협을 모르는 태도가 어쩌면 그것을 악화시킨 요인이었을 것인데, 이는 의사의 덕목으로 항상 강조되고 있는 것이다. 그는 진정한 의사였지만, 오히려 그 때문에 그의 생명과 건강을 희생시켜야 했다.

8월 7일 퇴원 후 고원중의 우울증은 더욱 악화되었다. 그는 멍하게 앉아 있거나 누워 있는 시간이 늘어났고, 불면증과 피곤, 무기력증으로 할 수 있는 일이 거의 없었다. 그러나 그 와중에도 고원중은 9월 중순부터 아주대병원에서 외래진료를 할 계획을 세우고 있었다. 8월 9일에 권오정 삼성서울병원장에게 보낸 이메일에서 고원중은 세팅이 완료될 때까지 몇 달 동안은 환자를 보내지 말 것을 부탁하였다. 같은 날 병원장에게 보낸 메일에서 그는 안식월 동안 집에 있으면서 "시간 여유 있을 때 공부도 하고, 논문도 쓰고, 책도 한 권 써 볼 욕심으로 낮밤이 바뀐 생활을 하면서 디스크로 진통제를 너무 세게 복용한 것 같다. 일을 줄인다고 하면서도 저는 너무 일욕심이 많은 사람 같기도 하다"며 입원 원인에 관해 설명하였다.

　당시 고원중에게는 무엇보다 충분한 휴식이 필요했지만 평생 자신을 채찍질하며 달려온 사람이 갑자기 쉰다는 것도 쉽지는 않은 일이었다. 다른 교수 같으면 후임을 두고, 전반적인 지도를 하면서 자신의 학문적 이력을 관리해야 할 오십대 중반의 나이에 고원중은 전혀 낯선 병원에서 진료와 연구에 있어 처음부터 완전히 세팅을 다시 해야 할 처지가 된 것이다. 이 병원에는 호흡기내과의 펠로우도 없고, 환자 진료 역시 전공의들을 하나하나 가르쳐가며 직접 해야 할 상황이었다. 그리고 그가 삼성서울병원에 두고 온 환자 코호트를 연구에 활용할 수 있을지, 이 코호트가 지속적으로 관리는 될지도 불분명한 상황이었다. 자칫하면 연구자로서의 삶이 끊길 수도 있는 상황이 되었던 것이다. 또한 다른 병원으로 갈 수 있는데도 NTM 폐질환 연구를 함께 하고자 삼성서울병원으로 본인이 데리고 온 후배 전병우 교수의 장래에 대한 걱정도 컸다. 이직을 결심하면서 전병우 교수에게 많은 부분을 물려주고, 학계에서도 이런저런 주요 인물들을 소개시켜 주었지만, 그가 과연 이 연구에 전념할 수 있을 환경이 될지, 혹은 자신처럼 번아 웃 되지나 않을지에 대한 걱정도 컸다.

고원중은 자신의 일보다도 늘 환자, 동료, 제자와 후배들을 더 생각하는 사람이었다. 그런 그가 그들을 버리고 다른 곳으로 옮겨 가는 처지가 되었으니 그 마음은 찢어질 듯했을 것이다. 그런 가 운데 이직 프로세스는 착착 진행되어 2019년 8월 20일 고원중은 아주대병원에서 채용 신체검사를 받고, 임용에 필요한 서류를 교 학팀에 제출하였다. 이때 신승수 교수와 잠깐 만난 고원중은 모든 것이 정리가 되었고, 이제 호흡기내과 환송회만 마치면 9월부터 는 이 병원으로 출근할 수 있으리라고 했다. 환송회는 다음 날인 8월 21일로 예정되어 있었다. 아내 이윤진은 누구를, 무엇을 위한 환송회냐며 가지 말라고 하였지만 고원중은 그래도 가는 것이 도 리라고 아내를 설득했다. 이것이 그의 마지막 자리가 되었다.

예의 환송회는 8월 21일 저녁 일원동에 있는 고깃집에서 열렸 다. 호흡기내과가 주관하고 소속 교수들과 펠로우, 비서들이 참석 하는 자리였다. 고원중과 함께 전경만 교수가 도착해 보니 별도의 방도 아닌 홀에 자리가 마련되어 있었고, 참석자 대부분은 약속한 시간보다 늦게 도착했다. 사회자 역시 한 시간가량 늦게 도착하여 그때부터 환송회가 진행되었는데 고원중에게 감사패를 증정하고 소감을 듣는 시간이 있었지만 그의 말에 주목하는 이는 거의 없었다. 바로 이어 이직하는 단기 계약직 비서의 환송식이 진행되었는데 이 또한 고원중을 매우 당혹스럽게 하였다. 함께 자리했던 전경만 교수의 말에 의하면 "18년간 호흡기 내과의 발전에 기여하고, 위대한 업적을 남긴 분에 대한 존경심과 감사의 마음을 전하는 환송회라기보다는 비서 환송회와 겸한 형식적인 모임, 오히려 자리 내내 고원중에게 모멸감을 느끼게 하는 자리"였다. 고원중의 병원과 과에 대한 애정은 각별했고, 그는 오랜 세월 모든 것을 다 바쳐가며 일했는데 그러한 병원을 어쩔 수 없이 떠나는 자리가 이러한 형태가 되어버린 것은 그에게 엄청난 모멸감과 자괴감을 안겼을 것이라 전경만 교수는 설명한다.

이후 고원중의 심리부검을 한 감정서는 다음과 같이 상황을 설명하였다.

환송회 참석 당일이나 직전에 특별한 변동사항은 없었으며 오히려 평소의 모습대로 차분한 모습이었음. 환송식을 진행하면서 선후배 교수들의 지각, 환송식과 관계없는 산만한 분위기, 환송식 진행자인 후배 교수의 지각 등으로 인해 급격히 표정이 굳고 당황하는 모습이었으며 환송식 진행 과정에서 자신과 상의 없이, 전혀 예상하지 못 한 과내 다른 직렬의 직원의 환송식이 함께 진행되는 것, 인사말을 마쳤음에도 참석자들이 박수를 치는 등 일반적인 반응이 없는 와중에 갑자기 행정 직원의 인사말 순서가 진행되어 고인이 당황스럽게 어색한 정적 속에서 있었던 것 등은 고인으로서는 매우 당황스럽고 화가 났을 것임. 자리에 앉은 뒤 말도 없이 술도 거의 마시지 않고 주먹을 쥐고 부들부들 떨었던 것은 극도의 분노, 모멸감을 느꼈을 것으로 추정됨. 기저에 우울감, 특히 약 3주 전에 자살시도를 할 정도로 심한 우울 상태에서 극도의 분노, 모멸감은 정상적인 사고의 흐름을 방해하고 일시적으로 이인감 등의 지각이상을 경험할 가능성이 있으며 합리적인 판단을 하기 어려워짐.

— 심리감정서 회신, 2021.8.9.

자리가 파하고 고원중은 아무 말 없이 집으로 귀가하였다. 아내는 헬스클럽에서 운동 중이어서 집에는 아무도 없었다. 고원중은 입던 옷 그대로, 지갑과 휴대폰을 꺼내 놓지도 않고, 평소 늘 하던 대로 담배 한 대를 피우지도 않고, 아파트 현관으로 들어와 뒤 베란다에서 그대로 몸을 던졌다. 8월 21일 밤 10시 조금 못 미친 시간이었다.

그가 그날 오후 아내와 마지막으로 한 통화는 "밖에 비가 오는데, 우산 못 갖다 줘서 미안해"였다. 53년의 생애 동안 그는 누구에게나 무슨 일이나 최선을 다한 삶을 살았다. 그가 바랐던 것은 명예나 표창, 돈과 같은 것이 아니었다. 자신을 찾아오는 환자를 돌보고, 또 연구를 할 수 있는 최소한의 여건이었을 뿐이다. 한국 사회는 한 명의 참된 의사에게 그러한 여건을 만들어 주는 데도 실패하였다. 이것은 특정 병원이나 특정 전공이라기보다는 우리 의료계가, 사회가 안고 있는 전반적인 문제의 소산이다. 그의 죽음에 수많은 의대 교수들이 공감을 표한 것은 자신도 언제든지 저렇게 될 수 있다는 인식 때문이었다. 환자에게 더 헌신적이고, 더 원칙에 충실하고, 더 연구에 몰두할수록, 더 순수한 마음의 소유자일수록 더 많은 상처를 입고 괴로워할 가능성이 높다. 우리는 이미 많은 의사들이 그렇게 되었음을 알고 있다. 누군가는 과로로 급사를 하고, 누군가는 치명적인 지병을 얻으며, 누군가는 마음의 병을 얻어 극단적 선택을 한다. 오히려 의사라는 이유로 다른 사람들에게는 허락된 충분한 휴식과 치료의 기회를 박탈당하는 경우가 너무나 많다. 고원중은 그 계열에서도 가장 빛나는 업적을 남긴 희생자였다. 그러나 그러한 희생은 이제 그가 마지막이 되어야만 한다.

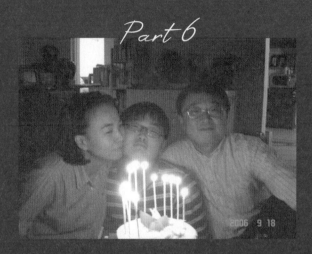

Part 6

고원중을 그리워하다

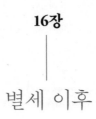

16장

별세 이후

환자

　고원중의 별세 후 그를 제일 아쉬워하고 그리워한 사람들은 당연히 그의 환자들이었다. 네이버의 환자 카페, '비결핵성항산균폐질환모임'에서는 2주기가 되어도 여전히 그를 그리워하고 추모하는 환자들이 있다. 누가 시켜서도 아니고 무슨 이득이 있어서도 아니지만 환자들은 그에게 감사하고 그의 이름을 기리고 있다. 그가 참된 의사였다는 증거를 이만큼 잘 보여 주는 예도 없다. "항상 친절하신 분", "항상 웃으셨던 분", "자상하신 분", 짧은 시간에도 불구하고 "열심히 설명해 주신 분", 그러면서도 뛰어난 명의로서 그는 기억되고 있다.

고원중 선생님..

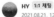

HY `1:1 채팅`
2021.08.21. 12:17 조회 1,191

💬 댓글 27　URL 복사

오늘이 우리나라 NTM 최고 전문의셨던 고원중 선생님 2주기입니다.
작년 여름 재발되었나 싶어 진료 예약하려 삼성서울병원에 선생님이 안계셔서 이리저리 알아보다 고원중 선생님 소식을 듣고 많이 마음 아팠더랬죠.

2007년 NTM이 생소하던 시절 우연찮게 찾아가 제 병을 확인하고 치료 잘받고 많은 도움 받았던 선생님이 고인이 되셨다니 결핵, 비결핵 환자들과 나라에 그리고 누구보다 가족분들께 너무나 안타까운 일입니다.

한편 지금 계신다면 코로나 시국에 얼마나 또 많은 업무로 힘드셨을까 싶기도 하지만 그래도 계셔주셨으면 모두에게 참 좋았을텐데 싶어 마음 아프네요.

비오는 주말..
문득 오늘이 고원중 선생님 2주기라는 기억에 그분께 도움 받았던 환자로 감사의 마음과 선생님의 명복을 빌고싶은 마음에 글 남깁니다.

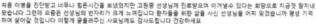

사랑율
그동안 읽기만하다 처음 글올리네요~
고 교수님을 두번 뵈었는데
교수님 덕택에 이 질환이 심각한거구나 라는 걸 알았어요. 마실리언스 지방대학병원에서 마실리언스 판정을 받고 폐질환 치료에 뛰어난 곳이 삼성병원이라해서 진료 시작했는데 교수님과의 인연이 두번으로 끝나 넘 아쉬워요~~ 열심히 설명하시고 또 설명하시는 모습에 이 질환의 심각성을 깨닫게 되었고, 허리아파하시면서도 환자를 대하시는 모습이 정말 참의사시구나 감동을 받았었어요..
지금은 새 교수님을 못정하고 병원도 안가고 있네요ㅠㅠ
사모님께서 이 카페에 관심을 가지시고 글을 올려주시니 넘 감사합니다
교수님께서 뿌린 씨앗이 빨리 더 큰 열매로 맺어지길 환자로서 간절히 기원합니다..
2020.08.26. 08:53　답글쓰기

shiny
처음 이병을 진단받고 너무나 힘든시간을 보냈지만 고원중 선생님께 진료받으며 이겨낼수 있다는 희망으로 지금껏 잘지내왔습니다 그런데 요즘은 선생님의 빈자리가 크게 느껴집니다 환자들을 위한 삶을 사신 선생님을 어찌 잊겠습니까 평생 기억하며 살아갈 것입니다 이렇게 글올려주신 사모님께도 감사드립니다 건강하세요
2020.08.26. 12:24　답글쓰기

바람31
1주기 글을 남겨주셔서 감사드립니다.
안타까운 마음에 본문 글을 다 읽기가 힘들었습니다. 저희 환자들 곁에는 늘 고원중교수님이 마음에 살아계십니다. 아직도 그 존함 석 자만으로도 큰 의지가 된답니다.
2020.08.26. 15:37　답글쓰기

사랑2
삼성병원 진료 다닐때마다 교수님 생각났는데 7월에 ct찍고 8월에 진료갔더니 고교수님 진료실로 옮겨서 진료를 봐서 많은 생각과 교교수님의 그리움이 잠깐몰려나와가 쇼겄습니다. 어쩌범에 의학신문에서 교수님 1주년 기사를 읽고 사진속의 교수님을 한참동안 바라보고나니까 새벽까지 잠을 잘 수가 없었습니다. 영원히 기억하겠습니다
2020.08.26. 16:54　답글쓰기

Schin
2018년도 12월 지방대학 병원 교수님께서 고원중 교수님이라고 적어주시면서 가보라고 소개해주셔서 처음으로 알게되었습니다
1년지나고 가보려고 알아보다 선생님소식듣고 너무 놀랐고 이제 누굴믿고 치료해야되나 눈물이 핑돌았어요
직접뵈지는 못했지만 환자들에게 정성을 다해 진료하셨다고 들었어요
지금 제가 치료받고있는것도 다 선생님덕분이라 생각하고 있습니다
하늘나라에서 편히 쉬시길 간절히 기도드립니다
2020.08.26. 17:04　답글쓰기

2019년 11월 '대한결핵및호흡기학회 결핵연구회'는 고인에게 감사패를 수여하였다. 생존한 회원이 아닌 고인에게 감사패를 준 것은 처음일 것이다. "고 고원중 교수는 대한결핵 및 호흡기학회 결핵연구회 총무로 연구회의 발전과 회원들의 상호 교류를 위해 남다른 열정과 성의를 가지고 헌신적으로 노력하였고, 세계적으로 비결핵항산균폐질환 연구의 발전에 크게 노력하였기에 깊은 감사를 드립니다"는 내용이었다. 우리나라의 결핵 연구가 세계적인 위상을 가지게 된 것은 고원중의 기여가 절대적이었다.

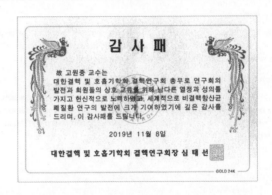

국제 학계에서도 고원중을 추모하였다. 2020년 3월, 미국흉부학회$^{American Thoracic Society}$와 유럽호흡기학회$^{European Respiratory Society}$의 비결핵항산균폐질환 권위자들이 새로운 진료지침을 발표하였다. 이 지침의 마지막에는 이런 내용이 실렸다.

This guideline is dedicated to the memory of Won-Jung Koh, whose passion, leadership, and work led to evidence that helped to support recommendations in this guideline. His tireless effort to improve the diagnosis and treatment of NTM disease will never be forgotten (이 지침을 고원중에게 헌정한다. 그의 정열과 리더십 그리고 연구를 통해 이 지침의 권고를 뒷받침하는 근거들을 얻을 수 있었다. 비결핵항산균 질환의 진단과 치료를 개선하기 위한 그의 지치지 않는 노력은 영원히 기억될 것이다).

Notes   —

Acknowledgments

The writing committee thanks Kevin Wilson, MD, and the staff from each Society for their guidance during the development of the guideline, and the reviewers for their critical comments which improved the focus and clarity of the Guideline.

Dedication

This Guideline is dedicated to the memory of Won-Jung Koh, MD, whose passion, leadership, and work led to evidence that helped to support recommendations in this Guideline. His tireless effort to improve the diagnosis and treatement of NTM disease will never be forgotten.

삼성서울병원 권오정 원장은 2019년 12월 16일 성균관대학교 의과대학 히포크라테스홀에서 열린 '고 고원중 교수 추모식'에서 "고인은 삼성서울병원에서 18년 이상 일하며 결핵과 비결핵 항산균 분야에서 병원을 세계적인 수준으로 정착시키는 등 많은 업적을 남겼다… 많은 일을 하다 보니 많은 요구를 했는데 병원

장으로서 요구를 들어주지 못 했고, 리더십을 발휘하지 못 해 죄
송하다. 고인이 하고 싶은 일을 위해서 더 많은 인력과 자원이 필
요했는데 이게 여의치 않으니 몸과 마음에 무리가 와서 안타까
운 선택을 한 것 같다. 고원중 교수님과 유족분, 또 고인을 아끼
고 사랑했던 동료 교수들에게도 사과드린다"고 하였다. (데일리메디,
2019.12.17.) 그리고 삼성서울병원은 고인의 업적을 기리기 위한 '고
원중 연구기금'을 제정하여 결핵과 비결핵항산균 분야에서 우수
논문을 선정하여 1천만 원의 상금을 수여하기로 하였다.

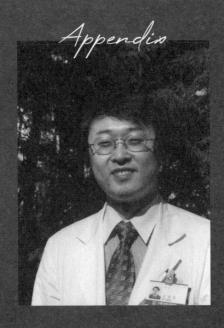

Appendix

이력 및 업적

이력 및 업적 ────────────────────

고원중 (高元重)

학력

1985.03 - 1993.02   서울대학교 의과대학(학사)

1995.03 - 1997.02   서울대학교 의과대학 대학원(석사)

2001.03 - 2003.08   서울대학교 의과대학 대학원(박사)

경력

1993.03 - 1994.02   서울대학교병원 인턴

1994.03 - 1998.02   서울대학교병원 내과 레지던트

1998.04 - 1999.04   국립환경연구원 환경역학조사과(공중보건의사)

1999.05 - 2001.04   보건산업진흥원 보건의료기술연구기획평가단(공중보건의사)

2001.05 - 2003.02   삼성서울병원 호흡기내과 임상강사

2003.03 - 2004.02   삼성서울병원 호흡기내과 임상전임강사

2003.09 - 2004.02   성균관대학교 의과대학 내과학교실 임상조교수

2004.03 - 2008.03   삼성서울병원 호흡기내과, 성균관대학교 의과대학 내과학
교실 조교수

2008.04 - 2014.03   삼성서울병원 호흡기내과, 성균관대학교 의과대학 내과학
교실 부교수

2009.08 - 2010.07   National Jewish Health 해외연수 (미국, 콜로라도, 덴버)

2014.04 - 현재	삼성서울병원 호흡기내과, 성균관대학교 의과대학 내과학 교실 교수
2015.04 - 2016.06	성서울병원 호흡기내과 분과장
2002.10 - 2004.09	산업안전보건연구원 진폐정도관리 실무위원회 위원
2004.05 - 2008.04	산업재해보상보험심사위원회 자문위원
2007.01 - 2008.12	대한결핵 및 호흡기학회 보험위원
2007.03 - 2008.02	결핵퇴치 공공×민간 협력위원회 위원
2008.07 - 2011.06	산업재해보상보험심사위원회 자문위원
2008.09 - 2011.08	근로복지공단 자문의사
2009.01 - 2011.12	민간×공공결핵관리사업 운영위원회 위원(질병관리본부)
2009.01 - 2014.12	Tuberculosis and Respiratory Diseases 편집위원 대한결핵 및 호흡기학회 간행위원
2015.01 - 2016.12	Tuberculosis and Respiratory Diseases 부편집장(Associate Editor) 대한결핵 및 호흡기학회 간행위원
2015.01 - 2016.12	대한결핵 및 호흡기학회 학술위원
2010.01 - 2019.12	질병관리본부 검진기준 및 질 관리반 청소년검진분야 결핵 전문분과 위원
2012.01 - 2014.12	질병관리본부 검진기준 및 질 관리반 20대, 30대 검진분야 결핵 전문기술분과 위원
2011.01 - 2015.12	International Journal of Tuberculosis and Lung Disease Associate Editor

2012.01 - 2014.12	바이오-의료커넥트센터(BMCC)
	바이오-의료 분야 컨설팅 자문위원
2012.07 - 2015.02	결핵전문위원회 진료 및 치료소위원회, 연구개발 소위원회
2013.04 - 2016.04	진폐요양의료기관평가위원회 위원
2013.02 - 2015.12	대한결핵협회 결핵연구계획서 심사윤리위원
2013.09 - 2014.12	국방부 의무자문관
2013.12 - 2015.12	한국보건산업진흥원 연구사업관리전문가(Program Manager)
2015.02 - 2017.02	질병관리본부 결핵전문위원회 임상, 역학 소위원회 위원
2015.02 - 2017.02	질병관리본부 결핵전문위원회 연구개발 소위원회 위원
2015.02 -	질병관리본부 의료기관 결핵관리 TF 위원
2015.08 - 2018.07	한국연구재단 기초연구본부 의약학단 전문위원(Review Board)
2015.11 - 2018.10	대한내과학회 평의원
2016.05 - 2019.04	산업재해보상보험재심사위원회 전문위원
2016.11 - 2019.10	대한내과학회 호흡기내과분과위원회 위원

면허

1993	대한민국 의사 면허 취득(#50296)
1998	내과 전문의 면허 취득(#5675)
2003	호흡기내과 분과전문의 자격 취득(#3-03-240)

수상

1998.12	서울대학교병원 내과 우수전공의상

부록. 이력 및 업적

1999.04	국립환경연구원장상
2004.01.27	대한내과학회 우수논문상
2004.09	성균관대학교 의과대학 2004학년도 1학기 Best Teacher (M5)
2005.09	성균관대학교 의과대학 2005학년도 1학기 Best Teacher (M5)
2006.04.22	대한내과학회 학술상 수상
2007.03	Thoracic and Cardiac Imaging 2007, Society of Thoracic Radiology. Cum Laude ribbon. NTM diseases at CT: new five forms and its schematic illustrations. (Las Vegas, NV, USA.)
2008.12.05	2008 성균관대학교 의과대학 최우수 연구자상
2009.04.07	제37회 보건의 날 국무총리 표창 (제151509호)
2009.04.15	제42회 유한의학상 대상
2010.02.19	제12회 SBRI 우수논문상 (제14회 삼성생명과학연구소 개소기념식)
2013.12.19	제15회 함춘내과 학술상 수상
2014.11.07	제12회 화이자의학상(Pfizer Medical Research Award) 수상
2015.12.15	제19회 서울대학교 의과대학 동창회 함춘의학상 수상
2016.02.18	성균관대학교 SKKU-Fellowship 교수 선정
2018.02.06	성균관대학교 의과대한 연구업적 우수교원 수상
2018.03.23	제8회 결핵예방의 날 대통령 표창 (제212624호)
2018.03.27	대한의학회 Journal of Korean Medical Science 우수심사자 표창장

Invited Speaker at International Conference

| 2008.11 | Parasitic lung diseases - Pulmonary paragonimiasis |
| | 13th Congress of the Asian Pacific Society of Respirology, Bang- |

kok, Thailand

2011.07	Adverse Reactions in Chemotherapy of TB: Overview of the Situation
	3rd Conference of The Union Asia Pacific Region, Hong Kong
2014.03	NTM treatment challenges in the developing world
	CHEST World Congress 2014, Madrid, Spain
2016.04	NTM disease burden in Asia
	CHEST World Congress 2016, Shanghai, China
2017.03	Antibiotic treatment of NTM lung disease
	6th Conference of The Union Asia Pacific Region, Tokyo, Japan
2017.03	Clinical significance of precise identification of species or subspecies of NTM
	isolates
	92nd Annual Meeting of the Japanese Society for Tuberculosis, Tokyo, Japan
2017.09	The natural history of untreated NTM lung disease: A global perspective
	27th International Congress of European Respiratory Society, Milan, Italy
2017.11	NTM session: Species versus Subspecies: Clinical Implication
	30th International Congress of Chemotherapy and Infection, Taipei, Taiwan

연구비

1. 2002.03.01 - 2011.02.28. 임피던스 영상의 생리학적 해석 및 임상적 응용. 한국연구재단 선도연구센터육성사업. 2010년도 연구비 75,000,000원. 공동연구자 (과제번호 R11-2002-103-09002)

2. 2005.07.01-2006.06.30. 비결핵항산균폐질환 환자의 interferon-gamma 수용체와 interleukin-12 수용체의 기능적, 유전적 이상에 관한 연구. 한국학술진흥재단 신진교수연구지원사업. 총 연구비 15,000,000원. 연구책임자 (과제번호 003-2005-1-E00095)

3. 2006.05.01-2007.4.30. 비결핵항산균폐질환에서 Toll-like receptor 2 의존성 숙주 면역반응 연구. 대한결핵 및 호흡기학회 학술연구비. 총 연구비 10,000,000원. 연구책임자

4. 2006.05.01-2008.03.31. 비결핵항산균폐질환 환자의 숙주 감수성에 관여하는 유전자 다형성과 유전적, 기능적 이상에 관한 연구. 보건복지부 보건의료기술진흥사업. 총 연구비 110,000,000원. 연구책임자 (과제번호 A060256)

5. 2007.08.01-2008.07.31. Monocyte chemoattractant protein-1 (MCP-1) 유전자 다형성과 비결핵항산균폐질환의 숙주 감수성에 관한 연구. 한국학술진흥재단 신진교수연구지원사업. 총 연구비 20,000,000원. 연구책임자 (과제번호 331-2007-1-E00075)

6. 2008.01.01-2009.12.31. 병원직원에서 체외 interferon-gamma 검사를 이용한 결핵 감염의 진단(Diagnosis of tuberculosis infection in health care workers using ex-vivo interferon-gamma assay). 총 연구비 60,000,000원. 연구책임자 (과제번호 CRS-108-01-1)

7. 2008.09.01-2011.08.31. 비결핵항산균폐질환의 숙주 감수성 인자 발굴 및 진단, 치료, 예후와 연관된 숙주와 병원체의 생물학적 지표 발굴. 한국연구재단 중견연구자지원사업 핵심연구(공동연구). 총 연구비 246,600,000원. 연구책임자. (과제번호 R01-2008-000-20839-0)

8. 2009.05.29 - 2010.05.28. 결핵 및 NTM 폐질환의 신속진단을 위한 면역진단법 개발. 질병관리본부 학술연구용역사업. 총 연구비 117,500,000원. 공동연구자. (과제번호 2009-0842)

9. 2010.07.01 - 2011.05.31. 비결핵항산균폐질환의 효과적 치료를 위한 환자의 면역학적 바이오마커 발굴. 보건복지부 보건의료연구개발사업 단독중개연구. 총 연구비 115,000,000원. 주관연구책임자. (과제번호 A100027)

10. 2011.05.01-2014.04.30. 비결핵항산균폐질환의 발병, 진행, 치료에 대한 기전연구. 한국연구재단 중견연구자지원사업(핵심연구: 개인). 총 연구비 300,000,000원. 주관연구책임자. (과제번호 2011-0015546)

11. 2012.11.01-2015.10.31. 비결핵항산균폐질환의 통합적 치료결정인자 규명을 통한 치료향상 기법 개발. 보건복지부 보건의료연구개발사업(질병중심 중개연구: 중점연구). 총 연구비 900,000,000원. 주관연구책임자. (과제번호 A120647)

12. 2013.07.01-2016.06.30. 한국인환자대상 약물유전체기반 용량결정모델과 통합적 환자모니터링 기법을 활용한 적정결핵진료지침 개발 및 적용. 보건복지부 감염병위기대응기술개발사업. 총 연구비 750,000,000원. 세부과제책임자. (과제번호 HI13C0871)

13. 2015.05.01-2018.04.30. 유전자 분석을 통한 비결핵항산균폐질환의 재발 및 항생제 내성기전 규명. 한국연구재단 중견연구자지원사업(도

약연구: 도전). 총 연구비 924,000,000원. 주관연구책임자. (과제번호 2015R1A2A1A01003959)

14. 2015.12.01-2018.11.30. 비결핵항산균폐질환의 치료향상을 위한 바이오마커 발굴과 활용기술 개발. 보건복지부 보건의료연구개발사업(질병중심 중개연구:중점연구). 총 연구비 900,000,000원. 주관연구책임자. (과제번호 HI15C2778)

저서

고원중. 비결핵항산균폐질환의 진단과 치료. 결핵관리. 질병관리본부, 대한결핵협회 결핵연구원. 2008

Koh WJ. Chapter 39. Nontuberculous mycobacteria-overview. pp 655-662. Tuberculosis and Nontuberculous Mycobacterial Infections. David Schlossberg. 7th Ed. American Society for Microbiology. 2017

특허

마이코박테리움 압세수스 발명의 명칭 복합체 감염 폐질환 진단용 바이오마커 조성물. 등록번호 제 10-1748296호. 등록일 2017.06.12

GCP Training

1. 제3차 임상시험 워크샵 (The 3rd Clinical Trial Workshop), 서울대학교병원. 2001.4.25-26

2. 2009 임상연구자 전문인력양성 심화교육 프로그램, 삼성서울병원 (No. 심-091001). 2009.1.6-2009.3.17

3. 2009 임상연구설계 교육과정 (Clinical Research Design Course), 삼성서울병원 (No. CRDC-09-01-21). 2009.2.9-14

4. 2010 임상연구설계 고급 교육과정 (Advanced Clinical Research Design Course), 삼성서울병원 (No. ACRDC-10-003). 2010.8.16-20

5. 2012 생명과학 윤리 연구교육과정 (Collaborative IRB Training Initiative: Basic Course), 삼성서울병원. 2012.03.01

6. 2014 GCP 온라인교육, 삼성서울병원. 2014.07.24

7. 2015 GCP 온라인 교육 Ver.2, 01FEB2015 (제IRB-SMC2015030225 호), 삼성서울병원. 2015.03.01

8. 2015 SMC GCP Course (GCP1504-006호), 삼성서울병원. 2015.05.08

Participation in clinical trial

1. 객담 배양 검사에서 양성을 나타내는 다제 내성 결핵 환자를 대상으로 OPC-67683 다회 투여 시의 안전성, 유효성, 및 약동학을 평가하기 위한 다기관, 무작위배정, 이중 눈가림, 위약 대조 제 2상 임상시험(A multi-center, randomized, double-blind, placebo-controlled phase 2 trial to evaluate the safety, efficacy and pharmacokinetics of multiple doses of OPC-67683 in patients with pulmonary sputum culture-positive, multidrug-resistant tuberculosis). 임상시험계획서 번호: 242-07-204. 1. 삼성서울병원 연구책임자. 2008.06.01-2009.12.01

2. 환자가 중단일을 스스로 선택하는 (융통성 있는) 환경에서 위약과 비교하여 주석산 바레니클린의 금연을 평가하기 위한 제 4상, 전향적, 다국가, 무작위배정, 이중 눈가림, 위약 대조 시험 (Phase 4, prospective, multi-national, randomized, double-blind, placebo-controlled study to evaluate smoking cessation

with varenicline tartrate compared with placebo in the setting of patient self-selected (flexible) quit date). 임상시험계획서 번호: A3051095. 삼성서울병원 공동연구자. 2008.09.01-2009.12.31

3. 다제내성 결핵 (MDR-TB)의 객담 도말-양성 폐 감염이 있는 피험자에 대한 다제내성 결핵 치료 요법의 일환으로서 TMC207에 대한 제 2상, 라벨 공개 임상시험 (A Phase II, open-label trial with TMC207 as part of a multi-drug resistant tuberculosis (MDR-TB) treatment regimen in subjects with sputum smear-positive pulmonary infection with MDR-TB). 임상시험계획서 번호: TMC207-TiDP13-C209. 삼성서울병원 공동연구자. 2009.07.01-2012.12.31

4. 다제내성결핵 환자에서 치료 시작 3개월 후 결핵균 배양 음전에 미치는 Levofloxacin 과 Moxifloxacin 효과 비교; 전향적 다기관 무작위배정 약명 공개 제 3상 임상실험 (Comparison of the effect between levofloxacin and moxifloxacin on the culture conversion after 3 months treatment among MDR-TB patients; prospective multicenter randomized open label phase III trial). 임상시험계획서 번호: 2010-01-049. 삼성서울병원 연구책임자. 2010.03.01-2012.02.28.

5. 다제내성결핵 접촉자의 접촉 후 2년 간의 결핵 발병률 (Incidence of tuberculosis for 2 years after contact to patients with multidrug-resistant tuberculosis). 임상시험계획서 번호: 2010-01-050. 삼성서울병원 연구책임자. 2010.03.01-2012.02.28.

6. 이전에 OPC-67683 치료를 평가하는 오츠카 시험에 등록되었던 다제내성결핵 환자의 최종 치료결과를 결정하기 위한 자료 수집을 위한 등록시험 (Registry for data collection to determine final treatment outcomes of multidrug

resistant tuberculosis patients previously enrolled in Otsuka trials assessing treatment with OPC-67683). 임상시험계획서 번호: 242-10-116. 삼성서울병원 연구 책임자. 2011.03.01-2012.02.29.

7. 결핵 환자에서 NAT2 유전자형에 따른 isoniazid 용량예측모델의 적용 및 통합환자 모니터링에 기반한 항결핵제 적정약물요법 개발 (The application of isoniazid dosing model using NAT2 genotype and development of optimized therapeutic regimen based on comprehensive patient monitoring techniques). 삼성서울병원 공동연구자. 2013.10.15-2015.10.14.

8. 퀴놀론감성 다제내성결핵 환자 치료 시 delamanid, linezolid, levofloxacin, pyrazinamide 요법의 효과: 다기관, 무작위배정, 약명공개, 제2상 임상시험(다제내성결핵 치료단축 연구) (Delamanid, linezolid, levofloxacin, and pyrazinamide for treatment of patients with fluoroquinolone-sensitive MDR-TB: A Phase 2, multicenter, randomized, open-label, clinical trial (Treatment shortening of MDR TB using Existing and New Drugs). 삼성서울병원 연구책임자. 2015.09.01-2019.12.31.

9. 객담항산균도말양성 폐결핵 성인환자를 대상으로 경구 투여된 LCB01-0371의 Early bactericidal activity (EBA), 안전성 및 약동학을 평가하기 위한 전향적, 무작위 배정, 공개, 실약 대조, 다기관, 중재적, 탐색적 2상 임상시험. 삼성서울병원 연구책임지. 2016.10.01-2018.02.28

Publications in SCI(E) journals: as the first or corresponding author

1. Koh WJ, Kwon OJ, Lee KS. Nontuberculous mycobacterial pulmonary diseases in immunocompetent patients. Korean J Radiol. 2002 Sep;3(3):145-

157.

2. Koh WJ, Kwon OJ, Suh GY, Chung MP, Kim H, Lee NY, Kim TS, Lee KS. Six-month therapy with aerosolized interferon-g for refractory multidrug-resistant pulmonary tuberculosis. J Korean Med Sci. 2004 Apr;19(2):167-171.

3. Hwang JH, Koh WJ, Suh GY, Chung MP, Kim H, Kwon OJ, Lee KS, Lee NY, Han J. Pulmonary nocardiosis with multiple cavitary nodules in a HIV-negative immunocompromised patient. Intern Med. 2004 Sep;43(9):852-854. (corresponding author)

4. Koh WJ, Lee KS, Kwon OJ, Jeong YJ, Kwak SH, Kim TS. Bilateral bronchiectasis and bronchiolitis at thin-section CT: diagnostic implications in nontuberculous mycobacterial pulmonary infection. Radiology. 2005 Apr;235(1):282-288.

5. Lee BH, Koh WJ, Choi MS, Suh GY, Chung MP, Kim H, Kwon OJ. Inactive HBsAg carrier state and hepatotoxicity during anti-tuberculosis chemotherapy. Chest. 2005 Apr;127(4):1304-1311. (corresponding author)

6. Koh WJ, Kwon OJ, Hwang JH, Kim EJ. Partial interferon-γ receptor deficiency and disseminated tuberculosis [Letter]. Int J Tuberc Lung Dis. 2005 Apr;9(4):469.

7. Koh WJ, Suh GY, Han J, Lee SH, Kang EH, Chung MP, Kim H, Kwon OJ. Recruitment maneuvers attenuate repeated derecruitment-associated lung injury. Crit Care Med. 2005 May;33(5):1070-1076.

8. Koh WJ, Jeon K, Lee KS, Kwon OJ. Postbronchoscopy fever in patients

with nontuberculous mycobacterial lung disease [Letter]. Chest. 2005 Jun;127(6):2287-2288.

9. Koh WJ, Kwon OJ, Kim EJ, Lee KS, Ki CS, Kim JW. *NRAMP1* gene polymorphism and susceptibility to nontuberculous mycobacterial pulmonary diseases. Chest. 2005 Jul ;128(1):94-101.

10. Koh WJ, Kwon OJ. *Mycobacterium avium* complex lung disease and panhypopituitarism [Letter]. Mayo Clin Proc 2005 Jul;80(7):961-962.

11. Jeon K, Koh WJ, Kwon OJ, Suh GY, Chung MP, Kim H, Lee NY, Park YK, Bai GH. Recovery rate of NTM from AFB smear-positive sputum specimens at a medical centre in South Korea. Int J Tuberc Lung Dis. 2005 Sep;9(9):1046-1051. (corresponding author)

12. Koh WJ, Kwon OJ, Park YK, Lew WJ, Bai GH. Development of multidrug resistance during treatment of isoniazid-resistant tuberculosis [Letter]. Eur Respir J. 2005 Sep;26(3):557.

13. Jeon K, Koh WJ, Kim H, Kwon OJ, Kim TS, Lee KS, Han J. Clinical features of recently diagnosed pulmonary paragoniamiasis in Korea. Chest. 2005 Sep;128(3):1423-1430. (corresponding author)

14. Choi J, Koh WJ, Kim TS, Lee KS, Han J, Kim H, Kwon OJ. Optimal duration of IV and oral antibiotics in the treatment of thoracic actinomycosis. Chest. 2005 Oct;128(4):2211-2217. (corresponding author)

15. Koh WJ, Kwon OJ, Lee KS. Diagnosis and treatment of nontuberculous mycobacterial pulmonary diseases: a Korean perspective. J Korean Med Sci. 2005 Dec;20(6):913-925.

16. Koh WJ, Kwon OJ, Jeon K, Kim TS, Lee KS, Park YK, Bai GH. Clinical significance of nontuberculous mycobacteria isolated from respiratory specimens in Korea. Chest. 2006 Feb;129(2):341-348.

17. Kwon YS, Koh WJ, Kwon OJ, Lee NY, Han J, Lee KS, Kim BT. *Mycobacterium abscessus* pulmonary infection presenting as a solitary pulmonary nodule. Intern Med. 2006 Mar;45(3):169-171. (corresponding author)

18. Koh WJ, Kwon OJ. Bronchiectasis and nontuberculous mycobacterial pulmonary infection [Letter]. Thorax. 2006 May;61(5):458.

19. Koh WJ, Ki CS, Kim JW, Kim JH, Lim SY. Report of a Korean patient with cystic fibrosis, carrying Q98R and Q220X mutations in the *CFTR* Gene. J Korean Med Sci. 2006 Jun;21(3):563-566.

20. Ryu YJ, Kim EJ, Koh WJ, Kim H, Kwon OJ, Jang JH. Toll-like receptor 2 polymorphisms and nontuberculous mycobacterial lung diseases. Clin Vaccine Immunol. 2006 Jul;13(7):818-819. (corresponding author)

21. Hwang JH, Koh WJ, Kim EJ, Kang EH, Suh GY, Chung MP, Kim H, Kwon OJ. Partial interferon-γ receptor deficiency and non-tuberculous mycobacterial lung disease. Tuberculosis (Edinb). 2006 Sep;86(5):382-385. (corresponding author)

22. Koh WJ, Yu CM, Suh GY, Chung MP, Kim H, Kwon OJ, Lee NY, Chung MJ, Lee KS. Pulmonary TB and NTM lung disease: comparison of characteristics in patients with AFB smear-positive sputum. Int J Tuberc Lung Dis. 2006 Sep;10(9):1001-1007. (corresponding author)

23. Park SU, Koh WJ, Kwon OJ, Park HY, Jun HJ, Joo EJ, Lee NY, Kim TS,

Lee KS, Park YK. Acute pneumonia and empyema caused by *Mycobacterium intracellulare*. Intern Med. 2006;45(17):1007-1010. (corresponding author)

24. Kwon YS, Koh WJ, Chung MP, Kwon OJ, Lee NY, Cho EY, Han J, Kim TS, Lee KS, Kim BT. Solitary pulmonary nodule due to *Mycobacterium intracellulare*: the first case in Korea. Yonsei Med J. 2007 Feb;48(1):127-130. (corresponding author)

25. Hwang JH, Kim EJ, Koh WJ, Kim SY, Lee SH, Suh GY, Kwon OJ, Ki CS, Ji Y, Kang M, Kim DH. Polymorphisms of interferon-γ and interferon-γ receptor 1 genes and non-tuberculous mycobacterial lung diseases. Tuberculosis (Edinb). 2007 Mar;87(2):166-171. (corresponding author)

26. Kwon YS, Koh WJ, Suh GY, Chung MP, Kim H, Kwon OJ. Hepatitis C virus infection and hepatotoxicity during antituberculosis chemotherapy. Chest. 2007 Mar;131(3):803-808. (corresponding author)

27. Koh WJ, Han J, Kim TS, Lee KS, Jang HW, Kwon OJ. Allergic bronchopulmonary aspergillosis coupled with broncholithiasis in a non-asthmatic patient. J Korean Med Sci. 2007 Apr;22(2):365-368.

28. Kwon YS, Koh WJ, Kim TS, Lee KS, Kim BT, Shim YM. Chronic expanding hematoma of the thorax. Yonsei Med J. 2007 Apr;48(2):337-340. (corresponding author)

29. Kwon YS, Koh WJ, Han J, Choi YS, Kim K, Kim J, Shim YM. Clinical characteristics and feasibility of thoracoscopic approach for congenital cystic adenomatoid malformation in adults. Eur J Cardiothorac Surg. 2007 May;31(5):798-802. (corresponding author)

부록. 이력 및 업적

30. Ryu YJ, Koh WJ, Kang EH, Suh GY, Chung MP, Kim H, Kwon OJ. Prognostic factors in pulmonary tuberculosis requiring mechanical ventilation for acute respiratory failure. Respirology. 2007 May;12(3):406-411. (corresponding author)

31. Koh WJ, Lee JH, Kwon YS, Lee KS, Suh GY, Chung MP, Kim H, Kwon OJ. Prevalence of gastroesophageal reflux disease in patients with nontuberculous mycobacterial lung disease. Chest. 2007 Jun;131(6):1825-1830.

32. Koh WJ, Kim EK, Chung MP, Kwon OJ, Han J. Sarcoidosis with an endobronchial mass. Intern Med. 2007;46(15):1271-1272. (corresponding author)

33. Choi JC, Lim SY, Suh GY, Chung MP, Kim H, Kwon OJ, Lee NY, Park YK, Bai GH, Koh WJ. Drug resistance rates of *Mycobacterium tuberculosis* at a private referral center in Korea. J Korean Med Sci. 2007 Aug;22(4):677-681. (corresponding author)

34. Ryu YJ, Kim EJ, Lee SH, Kim SY, Suh GY, Chung MP, Kim H, Kwon OJ, Koh WJ. Impaired expression of Toll-like receptor 2 in nontuberculous mycobacterial lung disease. Eur Respir J. 2007 Oct;30(4):736-742. (corresponding author)

35. Park HY, Koh WJ, Kwon OJ, Lee NY, Shim YM, Park YK, Bai GH, Mun HS, Kim BJ. Pulmonary disease caused by *Mycobacterium xenopi*: the first case in Korea. Yonsei Med J. 2007 Oct;48(5):871-875. (corresponding author)

36. Yun JW, Lim SY, Suh GY, Chung MP, Kim H, Kwon OJ, Cha HS, Koh EM, Koh WJ. Diagnosis and treatment of latent tuberculosis infection in arthritis patients treated with tumor necrosis factor antagonists in Korea. J

Korean Med Sci. 2007 Oct;22(5):779-783. (corresponding author)

37. Hwang JH, Kim EJ, Kim SY, Lee SH, Suh GY, Kwon OJ, Ji Y, Kang M, Kim DH, Koh WJ. Polymorphisms of interferon-g and interferon-g receptor 1 genes and pulmonary tuberculosis in Koreans. Respirology. 2007 Nov;12(6):906-910. (corresponding author)

38. Kwon YS, Kim EJ, Lee SH, Suh GY, Chung MP, Kim H, Kwon OJ, Koh WJ. Decreased cytokine production in patients with nontuberculous mycobacterial lung disease. Lung. 2007 Nov-Dec;185(6):337-341. (corresponding author)

39. Kim MH, Suh GY, Chung MP, Kim H, Kwon OJ, Lee JH, Lee NY, Koh WJ. The value of routinely culturing for tuberculosis during bronchoscopies in an intermediate tuberculosis-burden country. Yonsei Med J. 2007 Dec;48(6):969-972. (corresponding author)

40. Kim YH, Suh GY, Chung MP, Kim H, Kwon OJ, Lim SY, Lim SY, Koh WJ. Treatment of isoniazid-resistant pulmonary tuberculosis. BMC Infect Dis. 2008 Jan 23;8:6. (corresponding author)

41. Park S, Kim S, Park EM, Kim H, Kwon OJ, Chang CL, Lew WJ, Park YK, Koh WJ. In vitro antimicrobial susceptibility of Mycobacterium abscessus in Korea. J Korean Med Sci. 2008 Feb;23(1):49-52. (corresponding author)

42. Park S, Suh GY, Chung MP, Kim H, Kwon OJ, Lee KS, Lee NY, Koh WJ. Clinical significance of Mycobacterium fortuitum isolated from respiratory specimens. Respir Med. 2008 Mar;102(3):437-442. (corresponding author)

43. Park S, Kim EJ, Lee SH, Suh GY, Chung MP, Kim H, Kwon OJ, Koh WJ.

Vitamin D-receptor polymorphisms and non-tuberculous mycobacterial lung disease in Korean patients. Int J Tuberc Lung Dis. 2008 Jun;12(6):698-700. (corresponding author)

44. Park HY, Park SB, Jang KT, Koh WJ. Leukocytoclastic vasculitis associated with macrolide antibiotics. Intern Med. 2008;47(12):1157-1158. (corresponding author)

45. Koh WJ, Kim YH, Kwon OJ, Choi YS, Kim K, Shim YM, Kim J. Surgical treatment of pulmonary disease due to nontuberculous mycobacteria. J Korean Med Sci. 2008 Jun;23(3):397-401.

46. Park HY, Kwon YS, Ki CS, Suh GY, Chung MP, Kim H, Kwon OJ, Koh WJ. Interleukin-12 receptor b1 polymorphisms and nontuberculous mycobacterial lung diseases. Lung. 2008 Jul-Aug;186(4):241-245. (corresponding author)

47. Kwon YS, Kim YH, Suh GY, Chung MP, Kim H, Kwon OJ, Choi YS, Kim K, Kim J, Shim YM, Koh WJ. Treatment outcomes for HIV-uninfected patients with multidrug-resistant and extensively drug-resistant tuberculosis. Clin Infect Dis. 2008 Aug 15;47(4):496-502. (corresponding author)

48. Yim JJ, Kim HJ, Kwon OJ, Koh WJ. Association between microsatellite polymorphisms in intron II of the human Toll-like receptor 2 gene and nontuberculous mycobacterial lung disease in a Korean population. Hum Immunol. 2008 Sep;69(9):572-576. (corresponding author)

49. Kim S, Park EM, Kwon OJ, Lee JH, Ki CS, Lee NY, Koh WJ. Direct application of the PCR restriction analysis method for identifying NTM species

in AFB smear-positive respiratory specimens. Int J Tuberc Lung Dis. 2008 Nov;12(11):1344-1346. (corresponding author)

50. Nam HS, Koh WJ, Kwon OJ, Cho SN, Shim TS. Daily half-dose linezolid for the treatment of intractable multidrug-resistant tuberculosis [Letter]. Int J Antimicrob Agents. 2009 Jan;33(1):92-93. (corresponding author)

51. Um SW, Ki CS, Kwon OJ, Koh WJ. HLA antigens and nontuberculous mycobacterial lung disease in Korean patients. Lung. 2009 Mar-Apr;187(2):136-140. (corresponding author)

52. Park HY, Suh GY, Chung MP, Kim H, Kwon OJ, Chung MJ, Kim TS, Lee KS, Koh WJ. Comparison of clinical and radiographic characteristics between nodular bronchiectatic form of nontuberculous mycobacterial lung disease and diffuse panbronchiolitis. J Korean Med Sci. 2009 Jun;24(3):427-432. (corresponding author)

53. Koh WJ, Kwon OJ, Gwak H, Chung JW, Cho SN, Kim WS, Shim TS. Daily 300 mg dose of linezolid for the treatment of intractable multidrug-resistant and extensively drug-resistant tuberculosis. J Antimicrob Chemother. 2009 Aug;64(2):388-391.

54. Koh WJ, Kwon OJ, Lee NY, Kook YH, Lee HK, Kim BJ. First case of disseminated *Mycobacterium bolletii* infection in a young adult patient. J Clin Microbiol. 2009 Oct;47(10):3362-3366.

55. Jeon K, Kwon OJ, Lee NY, Kim BJ, Kook YH, Lee SH, Park YK, Kim CK, Koh WJ. Antibiotic treatment of *Mycobacterium abscessus* lung disease: a retrospective analysis of 65 patients. Am J Respir Crit Care Med. 2009 Nov

1;180(9):896–902. (corresponding author)

56. Jun HJ, Jeon K, Um SW, Kwon OJ, Lee NY, Koh WJ. Nontuberculous mycobacteria isolated during the treatment of pulmonary tuberculosis. Respir Med. 2009 Dec;103(12):1936–1940. (corresponding author)

57. Sohn H, Kim HJ, Kim JM, Kwon OJ, Koh WJ, Shin SJ. High virulent clinical isolates of *Mycobacterium abscessus* from patients with the upper lobe fibrocavitary form of pulmonary disease. Microb Pathog. 2009 Dec;47(6):321–328. (co-corresponding author)

58. Park SY, Jeon K, Um SW, Kwon OJ, Kang ES, Koh WJ. Clinical utility of the QuantiFERON-TB Gold In-Tube test for the diagnosis of active pulmonary tuberculosis. Scand J Infect Dis. 2009;41(11-12):818–822. (corresponding author)

59. Hahm CR, Park HY, Jeon K, Um SW, Suh GY, Chung MP, Kim H, Kwon OJ, Koh WJ. Solitary pulmonary nodules caused by *Mycobacterium tuberculosis* and *Mycobacterium avium* complex. Lung. 2010 Jan–Feb;188(1):25–31. (corresponding author)

60. Song JU, Park HY, Jeon K, Um SW, Kwon OJ, Koh WJ. Treatment of thoracic actinomycosis: A retrospective analysis of 40 patients. Ann Thorac Med. 2010 Apr;5(2):80–85. (corresponding author)

61. Kang MW, Kim HK, Choi YS, Kim K, Shim YM, Koh WJ, Kim J. Surgical treatment for multidrug-resistant and extensive drug-resistant tuberculosis. Ann Thorac Surg. 2010 May;89(5):1597–1602. (co-corresponding author)

62. Nam HS, Jeon K, Um SW, Suh GY, Chung MP, Kim H, Kwon OJ, Koh

WJ. Clinical characteristics and treatment outcomes of chronic necrotizing pulmonary aspergillosis: a review of 43 cases. Int J Infect Dis. 2010 Jun;14(6):e479-482. (corresponding author)

63. Park HK, Koh WJ, Shim TS, Kwon OJ. Clinical characteristics and treatment outcomes of *Mycobacterium kansasii* lung disease in Korea. Yonsei Med J. 2010 Jul;51(4):552-556. (co-first author)

64. Sim YS, Park HY, Jeon K, Suh GY, Kwon OJ, Koh WJ. Standardized combination antibiotic treatment of *Mycobacterium avium* complex lung disease. Yonsei Med J. 2010 Nov 1;51(6):888-894. (corresponding author)

65. Jun HJ, Lee NY, Kim J, Koh WJ. Successful treatment of *Mycobacterium celatum* pulmonary disease in an immunocompetent patient using antimicobacterial chemotherapy and combined pulmonary resection. Yonsei Med J. 2010 Nov 1;51(6):980-983. (corresponding author)

66. Koh WJ, Jeong YJ, Kwon OJ, Kim HJ, Cho EH, Lew WJ, Lee KS. Chest radiographic findings in primary pulmonary tuberculosis: observations from high school outbreaks. Korean J Radiol. 2010 Nov;11(6):612-617.

67. Park HY, Jeon K, Suh GY, Kwon OJ, Chung DR, Yoonchang SW, Kang ES, Koh WJ. Interferon-γ release assay for tuberculosis screening of healthcare workers at a Korean tertiary hospital. Scand J Infect Dis. 2010 Dec;42(11-12):943-945. (corresponding author)

68. Koh WJ, Jeon K, Lee NY, Kim BJ, Kook YH, Lee SH, Park YK, Kim CK, Shin SJ, Huitt GA, Daley CL, Kwon OJ. Clinical significance of differentiation of *Mycobacterium massiliense* from *Mycobacterium abscessus*. Am J Respir

부록. 이력 및 업적

Crit Care Med. 2011 Feb 1;183(3):405-410.

69. Choi GE, Chang CL, Whang J, Kim HJ, Kwon OJ, Koh WJ, Shin SJ. Efficient differentiation of Mycobacterium abscessus complex isolates to the species level by a novel PCR-based variable-number tandem-repeat assay. J Clin Microbiol. 2011 Mar;49(3):1107-1109. (co-corresponding author)

70. Jung H, Ki CS, Koh WJ, Ahn KM, Lee SI, Kim JH, Ko JS, Seo JK, Cha SI, Lee ES, Kim JW. Heterogeneous spectrum of CFTR gene mutations in Korean patients with cystic fibrosis. Korean J Lab Med. 2011 Jul;31(3):219-224. (co-corresponding author)

71. Jeon K, Koh WJ. Predictors of developing acute respiratory distress syndrome in patients with miliary tuberculosis [Editorial]. Int J Tuberc Lung Dis. 2011 Aug;15(8):995. (corresponding author)

72. Koh WJ, Choi GE, Lee SH, Park YK, Lee NY, Shin SJ. First case of *Segniliparus rotundus* pneumonia in a patient with bronchiectasis. J Clin Microbiol. 2011 Sep;49(9):3403-3405.

73. Koh WJ. Diagnosis and treatment of nontuberculous mycobacterial lung disease. J Korean Med Assoc. 2011 Oct;54(10):1053-1058. (corresponding author)

74. Chang B, Park HY, Jeon K, Ahn JK, Cha HS, Koh EM, Kang ES, Koh WJ. Interferon-γ release assay in the diagnosis of latent tuberculosis infection in arthritis patients treated with tumor necrosis factor antagonists in Korea. Clin Rheumatol. 2011 Dec;30(12):1535-1541. (corresponding author)

75. Koh WJ, Kang YR, Jeon K, Kwon OJ, Lyu J, Kim WS, Shim TS. Daily 300

mg dose of linezolid for multidrug-resistant and extensively drug-resistant tuberculosis: updated analysis of 51 patients. J Antimicrob Chemother. 2012 Jun;67(6):1503-1507.

76. Choi GE, Min KN, Won CJ, Jeon K, Shin SJ, Koh WJ. Activities of moxifloxacin in combination with macrolides against clinical isolates of *Mycobacterium abscessus* and *Mycobacterium massiliense*. Antimicrob Agents Chemother. 2012 Jul;56(7):3549-3555. (co-corresponding author)

77. Koh WJ, Ko Y, Kim CK, Park KS, Lee NY. Rapid diagnosis of tuberculosis and multidrug resistance using a MGIT 960 system. Ann Lab Med. 2012 Jul;32(4):264-269.

78. Kim SY, Lee ST, Jeong BH, Jeon K, Kim JW, Shin SJ, Koh WJ. Clinical significance of mycobacterial genotyping in *Mycobacterium avium* lung disease in Korea. Int J Tuberc Lung Dis 2012 Oct;16(10):1393-1399. (corresponding author)

79. Koh WJ, Jeong BH, Jeon K, Lee SY, Shin SJ. Therapeutic drug monitoring in the treatment of *Mycobacterium avium* complex lung disease. Am J Respir Crit Care Med. 2012 Oct 15;186(8):797-802. (corresponding author)

80. Choi GE, Shin SJ, Won CJ, Min KN, Oh T, Hahn MY, Lee K, Lee SH, Daley CL, Kim S, Jeong BH, Jeon K, Koh WJ. Macrolide treatment for *Mycobacterium abscessus* and *Mycobacterium massiliense* infection and inducible resistance. Am J Respir Crit Care Med. 2012 Nov 1;186(9):917-925. (corresponding author)

81. Koh WJ, Hong G, Kim K, Ahn S, Han J. Pulmonary sequestration infected

with nontuberculous mycobacteria: a report of two cases and literature review. Asian Pac J Trop Med. 2012 Nov;5(11):917–919. (corresponding author)

82. Koh WJ, Jeong BH, Jeon K, Lee NY, Lee KS, Woo SY, Shin SJ, Kwon OJ. Clinical significance of the differentiation between *Mycobacterium avium* and *Mycobacterium intracellulare* in *M. avium* complex lung disease. Chest. 2012 Dec;142(6):1482–1488. (corresponding author)

83. Kwon YS, Han J, Jung KH, Kim JH, Koh WJ. *Mycobacterium avium* lung disease combined with a bronchogenic cyst in an immunocompetent young adult. Korean J Intern Med. 2013 Jan;28(1):94–97. (corresponding author)

84. Koh WJ, Chang B, Ko Y, Jeong BH, Hong G, Park HY, Jeon K, Lee NY. Clinical significance of a single isolation of pathogenic nontuberculous mycobacteria from sputum specimens. Diagn Microbiol Infect Dis. 2013 Feb;75(2):225–226. (corresponding author)

85. Koh WJ, Jeon K, Shin SJ. Successful treatment of *Mycobacterium massiliense* lung disease with oral antibiotics only [Letter]. Antimicrob Agents Chemother. 2013 Feb;57(2):1098–1100. (corresponding author)

86. Koh WJ, Hong G, Kim SY, Jeong BH, Park HY, Jeon K, Kwon OJ, Lee SH, Kim CK, Shin SJ. Treatment of refractory *Mycobacterium avium* complex lung disease with a moxifloxacin-containing regimen. Antimicrob Agents Chemother. 2013 May;57(5):2281–2285. (corresponding author)

87. Kim SY, Lee ST, Jeong BH, Park HY, Jeon K, Kim JW, Shin SJ, Koh WJ. Genotyping of *Mycobacterium intracellulare* isolates and clinical characteristics of lung disease. Int J Tuberc Lung Dis. 2013 May;17(5):669–675. (corre-

sponding author)

88. Jang MA, Kim SY, Jeong BH, Park HY, Jeon K, Kim JW, Ki CS, Koh WJ. Association of CFTR gene variants with nontuberculous mycobacterial lung disease in a Korean population with a low prevalence of cystic fibrosis. J Hum Genet. 2013 May;58(5):298-303. (co-corresponding author)

89. Koh WJ. Epidemiology of pulmonary non-tuberculous mycobacterial infections: need to identify environmental sources [Editorial]. Int J Tuberc Lung Dis. 2013 Jun;17(6):713.

90. Kim SY, Shin SJ, Lee NY, Koh WJ. First case of pulmonary disease caused by a strain of *Mycobacterium avium* complex of presumed veterinary origin in an adult human patient. J Clin Microbiol. 2013 Jun;51(6):1993-1995. (corresponding author)

91. Shin SJ, Choi GE, Cho SN, Woo SY, Jeong BH, Jeon K, Koh WJ. Mycobacterial genotypes are associated with clinical manifestation and progression of lung disease caused by *Mycobacterium abscessus* and *Mycobacterium massiliense*. Clin Infect Dis. 2013 Jul;57(1):32-39. (corresponding author)

92. Jeong BH, Kim SY, Jeon K, Lee SY, Shin SJ, Koh WJ. Serodiagnosis of *Mycobacterium avium* complex and *Mycobacterium abscessus* complex pulmonary disease using IgA antibodies to glycopeptidolipid core antigen. J Clin Microbiol. 2013 Aug;51(8):2747-2749. (corresponding author)

93. Jeon K, Kim SY, Jeong BH, Chang B, Shin SJ, Koh WJ. Severe vitamin D deficiency is associated with non-tuberculous mycobacterial lung disease: A case-control study. Respirology. 2013 Aug;18(6):983-988. (corresponding

author)

94. Koh WJ, Lee SH, Kang YA, Lee CH, Choi JC, Lee JH, Jang SH, Yoo KH, Jung KH, Kim KU, Choi SB, Ryu YJ, Chan Kim K, Um S, Kwon YS, Kim YH, Choi WI, Jeon K, Hwang YI, Kim SJ, Lee YS, Heo EY, Lee J, Ki YW, Shim TS, Yim JJ. Comparison of levofloxacin versus moxifloxacin for multidrug-resistant tuberculosis. Am J Respir Crit Care Med. 2013 Oct 1;188(7):858-864.

95. Jhun BW, Jeon K, Eom JS, Lee JH, Suh GY, Kwon OJ, Koh WJ. Clinical characteristics and treatment outcomes of chronic pulmonary aspergillosis. Med Mycol. 2013 Nov;51(8):811-817. (corresponding author)

96. Cho YJ, Yi H, Chun J, Cho SN, Daley CL, Koh WJ, Shin SJ. The Genome sequence of 'Mycobacterium massiliense' strain CIP 108297 suggests the independent taxonomic status of the Mycobacterium abscessus complex at the subspecies level. PLoS One. 2013 Nov 27;8(11):e81560. (co-corresponding author)

97. Yoo H, Jeon K, Kim SY, Jeong BH, Park HY, Ki CS, Lee NY, Shin SJ, Koh WJ. Clinical significance of Mycobacterium szulgai isolates from respiratory specimens. Scand J Infect Dis. 2014 Mar;46(3):169-174. (corresponding author)

98. Kim SY, Koh WJ, Park HY, Jeon K, Kwon OJ, Cho SN, Shin SJ. Changes in serum immunomolecules during antibiotic therapy for Mycobacterium avium complex lung disease. Clin Exp Immunol. 2014 Apr;176(1):93-101. (co-first author)

99. Jang MA, Koh WJ, Huh HJ, Kim SY, Jeon K, Ki CS, Lee NY. Distribution of nontuberculous mycobacteria by multigene sequence-based typing and clinical significance of isolated strains. J Clin Microbiol. 2014 Apr;52(4):1207-1212. (co-first author)

100. Kwon YS, Jeong BH, Koh WJ. Tuberculosis: clinical trials and new drug regimens. Curr Opin Pulm Med. 2014 May;20(3):280-286. (corresponding author)

101. Shin B, Koh WJ, Jeong BH, Yoo H, Park HY, Suh GY, Kwon OJ, Jeon K. Serum galactomannan antigen test for the diagnosis of chronic pulmonary aspergillosis. J Infect. 2014 May;68(5):494-499. (co-first author)

102. Kwon YS, Koh WJ. Distinguishing between pulmonary tuberculosis and non-tuberculous mycobacterial lung disease [Editorial]. Int J Tuberc Lung Dis. 2014 Jun;18(6):633. (corresponding author)

103. Kim SY, Yoo H, Jeong BH, Jeon K, Ha YE, Huh HJ, Ki CS, Lee NY, Shin SJ, Koh WJ. First case of nontuberculous mycobacterial lung disease caused by *Mycobacterium marseillense* in a patient with systemic lupus erythematosus. Diagn Microbiol Infect Dis. 2014 Jul;79(3):355-357. (corresponding author)

104. Hwang HS, Yi CA, Yoo H, Yang JH, Kim DK, Koh WJ. The prevalence of bronchiectasis in patients with Marfan syndrome. Int J Tuberc Lung Dis. 2014 Aug;18(8):995-997. (corresponding author)

105. Wang HY, Bang H, Kim S, Koh WJ, Lee H. Identification of *Mycobacterium* species in direct respiratory specimens using reverse blot hybridization assay.

Int J Tuberc Lung Dis. 2014 Sep;18(9):1114-1120. (co-corresponding author)

106. Kwon YS, Kim YH, Song JU, Jeon K, Song J, Ryu YJ, Choi JC, Kim HC, Koh WJ. Risk factors for death during pulmonary tuberculosis treatment in Korea: a multicenter retrospective cohort study. J Korean Med Sci. 2014 Sep;29(9):1226-1231. (corresponding author)

107. Koh WJ, Stout JE, Yew WW. Advances in the management of pulmonary disease due to *Mycobacterium abscessus* complex. Int J Tuberc Lung Dis. 2014 Oct;18(10):1141-1148. (corresponding author)

108. Kim SY, Koh WJ, Kim YH, Jeong BH, Park HY, Jeon K, Kim JS, Cho SN, Shin SJ. Importance of reciprocal balance of T cell immunity in *Mycobacterium abscessus* complex lung disease. PLoS One. 2014 Oct 8;9(10):e109941. (co-first author)

109. Shin B, Park HY, Koh WJ. Changes in QT intervals after azithromycin-containing antibiotic therapy in patients with NTM lung disease [letter]. Int J Tuberc Lung Dis. 2014 Nov;18(11):1385. (corresponding author)

110. Huh H, Jeong BH, Jeon K, Koh WJ, Ki CS, Lee N. Performance evaluation of the Xpert MTB/RIF assay according to its clinical application. BMC Infect Dis. 2014 Nov 14;14(1):589. (co-corresponding author)

111. Moon SM, Park HY, Jeong BH, Jeon K, Lee SY, Koh WJ. Effect of rifampin and rifabutin on serum itraconazole levels in patients with chronic pulmonary aspergillosis and coexisting nontuberculous mycobacterial infection. Antimicrob Agents Chemother. 2015 Jan;59(1):663-665. (corresponding author)

112. Jeong BH, Jeon K, Park HY, Kim SY, Lee KS, Huh HJ, Ki CS, Lee NY, Shin SJ, Daley CL, Koh WJ. Intermittent antibiotic therapy for nodular bronchiectatic *Mycobacterium avium* complex lung disease. Am J Respir Crit Care Med. 2015 Jan 1;191(1):96-103. (corresponding author)

113. Kwon YS, Jeong BH, Koh WJ. Delamanid when other anti-tuberculosis-treatment regimens failed due to resistance or tolerability. Expert Opin Pharmacother. 2015 Feb;16(2):253-261. (corresponding author)

114. Huh HJ, Koh WJ, Song DJ, Ki CS, Lee NY. Evaluation of the Cobas TaqMan MTB Test for the detection of *Mycobacterium tuberculosis* complex according to acid-fast-bacillus smear grades in respiratory specimens. J Clin Microbiol. 2015 Feb;53(2):696-698. (co-first author)

115. Kang HK, Park HY, Kim D, Jeong BH, Jeon K, Cho JH, Kim HK, Choi YS, Kim J, Koh WJ. Treatment outcomes of adjuvant resectional surgery for nontuberculous mycobacterial lung disease. BMC Infect Dis 2015 Feb 19;15(1):76. (co-corresponding author)

116. Lee H, Park HY, Jeon K, Jeong BH, Hwang JW, Lee J, Cha HS, Koh EM, Kang ES, Koh WJ. QuantiFERON-TB Gold In-Tube assay for screening arthritis patients for latent tuberculosis infection before starting anti-tumor necrosis factor treatment. PLoS One. 2015 Mar 6;10(3):e0119260. (corresponding author)

117. Yim JJ, Koh WJ. MDR-TB recurrence after successful treatment: additional studies using molecular genotyping are needed [Editorial]. Int J Tuberc Lung Dis. 2015 Apr;19(4):371. (corresponding author)

118. Kwon YS, Kim YH, Jeon K, Jeong BH, Ryu YJ, Choi JC, Kim HC, <u>Koh</u> <u>WJ</u>. Factors that predict negative results of QuantiFERON-TB Gold In-Tube Test in patients with culture-confirmed tuberculosis: a multicenter retrospective cohort study. PLoS One. 2015 Jun 12;10(6):e0129792. (corresponding author)

119. Choi R, Kim HT, Lim Y, Kim MJ, Kwon OJ, Jeon K, Park HY, Jeong BH, <u>Koh WJ</u>, Lee SY. Serum concentrations of trace elements in patients with tuberculosis and its association with treatment outcome. Nutrients. 2015 Jul 21;7(7):5969-5981. (co-corresponding author)

120. <u>Koh WJ</u>, Jeong BH, Jeon K, Park HY, Kim SY, Huh HJ, Ki CS, Lee NY, Shin SJ, Daley CL. Response to switch from intermittent therapy to daily therapy for refractory nodular bronchiectatic *Mycobacterium avium* complex lung disease. Antimicrob Agents Chemother. 2015 Aug;59(8):4994-4996. (corresponding author)

121. Cha SB, Jeon BY, Kim WS, Kim JS, Kim HM, Kwon KW, Cho SN, Shin SJ, <u>Koh WJ</u>. Experimental reactivation of pulmonary *Mycobacterium avium* complex infection in a modified Cornell-like murine model. PLoS One. 2015 Sep 25;10(9):e0139251. (co-corresponding author)

122. Kim SY, Park HY, Jeong BH, Jeon K, Huh HJ, Ki CS, Lee NY, Han SJ, Shin SJ, <u>Koh WJ</u>. Molecular analysis of clinical isolates previously diagnosed as *Mycobacterium intracellulare* reveals incidental findings of "*Mycobacterium indicus pranii*" genotypes in human lung infection. BMC Infect Dis. 2015 Sep 30;15(1):406. (co-corresponding author)

123. Jung JA, Kim TE, Lee H, Jeong BH, Park HY, Jeon K, Kwon OJ, Ko JW, Choi R, Woo HI, Koh WJ, Lee SY. A proposal for an individualized phar-macogenetic-guided isoniazid dosage regimen for patients with tuberculosis. Drug Des Devel Ther. 2015 Sep 30;9:5433-5438. (co-corresponding author)

124. Moon SM, Park HY, Jeon K, Kim SY, Chung MJ, Huh HJ, Ki CS, Lee NY, Shin SJ, Koh WJ. Clinical significance of *Mycobacterium kansasii* isolates from respiratory specimens. PLoS One. 2015 Oct 2;10(10):e0139621. (corresponding author)

125. Jeong BH, Jeon K, Park HY, Kwon OJ, Lee KS, Kim HK, Choi YS, Kim J, Huh HJ, Lee NY, Koh WJ. Outcomes of pulmonary MDR-TB: impacts of fluoroquinolone resistance and linezolid treatment. J Antimicrob Chemother. 2015 Nov;70(11):3127-3133. (corresponding author)

126. Lee H, Jeong BH, Park HY, Jeon K, Huh HJ, Lee NY, Koh WJ. Treat-ment outcomes of fluoroquinolone-containing regimens for isoniazid-re-sistant pulmonary tuberculosis. Antimicrob Agents Chemother. 2016 Jan;60(1):471-477. (corresponding author)

127. Kwon YS, Koh WJ. Synthetic investigational new drugs for the treatment of tuberculosis. Expert Opin Investig Drugs. 2016 Feb;25(2):183-193. (corre-sponding author)

128. Kim SY, Jeong BH, Park HY, Jeon K, Han SJ, Shin SJ, Koh WJ. Association of ISMav6 with the pattern of antibiotic resistance in Korean *Mycobacterium avium* clinical isolates but no relevance between their genotypes and clinical features. PLoS One. 2016 Feb 9;11(2):e0148917. (co-corresponding author)

129. Yoon HJ, Chung MJ, Lee KS, Kim JS, Park HY, Koh WJ. Broncho-pleural fistula with hydropneumothorax at CT: diagnostic implications in *Mycobacterium avium* complex lung disease with pleural involvement. Korean J Radiol. 2016 Mar-Apr;17(2):295-301. (corresponding author)

130. Stout JE, Koh WJ, Yew WW. Update on pulmonary disease due to nontuberculous mycobacteria. Int J Infect Dis. 2016 Apr;45:123-134. (co-first author)

131. Kang YA, Koh WJ. Antibiotic treatment for nontuberculous mycobacterial lung disease. Expert Rev Respir Med. 2016 May;10(5):557-568. (corresponding author)

132. Kwon YS, Koh WJ. Diagnosis and treatment of nontuberculous mycobacterial lung disease. J Korean Med Sci. 2016 May;31(5):649-659. (corresponding author)

133. Kim SY, Shin SJ, Jeong BH, Koh WJ. Successful antibiotic treatment of pulmonary disease caused by *Mycobacterium abscessus* subsp. *abscessus* with C-to-T mutation at position 19 in erm(41) gene: case report. BMC Infect Dis. 2016 May 17;16(1):207. (corresponding author)

134. Kang HK, Jeong BH, Lee H, Park HY, Jeon K, Huh HJ, Ki CS, Lee NY, Koh WJ. Clinical significance of smear positivity for acid-fast bacilli after ≥ 5 months of treatment in patients with drug-susceptible pulmonary tuberculosis. Medicine (Baltimore). 2016 Aug;95(31):e4540. (corresponding author)

135. Jeong BH, Jeon K, Park HY, Moon SM, Kim SY, Lee SY, Shin SJ, Daley CL, Koh WJ. Peak plasma concentration of azithromycin and treatment

responses in *Mycobacterium avium* complex lung disease. Antimicrob Agents Chemother. 2016 Oct;60(10):6076-6083. (corresponding author)

136. Choi R, Kim K, Kim MJ, Kim SY, Kwon OJ, Jeon K, Park HY, Jeong BH, Shin SJ, Koh WJ, Lee SY. Serum inflammatory profiles in pulmonary tuberculosis and their association with treatment response. J Proteomics. 2016 Oct 21;149:23-30. (co-corresponding author)

137. Choi H, Chon HR, Kim K, Kim S, Oh KJ, Jeong SH, Jung WJ, Shin B, Jhun BW, Lee H, Park HY, Koh WJ. Clinical and laboratory differences between lymphocyte- and neutrophil-predominant pleural tuberculosis. PLoS One. 2016 Oct 27;11(10):e0165428. (co-corresponding author)

138. Moon SM, Park HY, Kim SY, Jhun BW, Lee H, Jeon K, Kim DH, Huh HJ, Ki CS, Lee NY, Kim HK, Choi YS, Kim J, Lee SH, Kim CK, Shin SJ, Daley CL, Koh WJ. Clinical characteristics, treatment outcomes, and resistance mutations associated with macrolide-resistant *Mycobacterium avium* complex lung disease. Antimicrob Agents Chemother. 2016 Nov;60(11):6758-6765. (corresponding author)

139. Moon SM, Kim SY, Jhun BW, Lee H, Park HY, Jeon K, Huh HJ, Ki CS, Lee NY, Shin SJ, Koh WJ. Clinical characteristics and treatment outcomes of pulmonary disease caused by *Mycobacterium chimaera*. Diagn Microbiol Infect Dis. 2016 Dec;86(4):382-384. (corresponding author)

140. Kim SY, Chang B, Jeong BH, Park HY, Jeon K, Shin SJ, Koh WJ. Implication of vitamin D-associated factors in patients with non-tuberculous mycobacterial lung disease. Int J Tuberc Lung Dis. 2016 Dec;20(12):1594-

1602. (corresponding author)

141. <u>Koh WJ</u>, Jeong BH, Jeon K, Kim SY, Park KU, Park HY, Huh HJ, Ki CS, Lee NY, Lee SH, Kim CK, Daley CL, Shin SJ, Kim H, Kwon OJ. Oral macrolide therapy following short-term combination antibiotic treatment for *Mycobacterium massiliense* lung disease. Chest. 2016 Dec;150(6):1211-1221. (corresponding author)

142. Park HY, Jeong BH, Chon HR, Jeon K, Daley CL, <u>Koh WJ</u>. Lung function decline according to clinical course in nontuberculous mycobacterial lung disease. Chest. 2016 Dec;150(6):1222-1232. (corresponding author)

143. Shin B, <u>Koh WJ</u>, Shin SW, Jeong BH, Park HY, Suh GY, Jeon K. Outcomes of bronchial artery embolization for life-threatening hemoptysis in patients with chronic pulmonary aspergillosis. PLoS One. 2016 Dec 22;11(12):e0168373. (co-first author)

144. Kim HI, Kim TH, Kim H, Kim YN, Jang HW, Chung JH, Moon SM, Jhun BW, Lee H, <u>Koh WJ</u>, Kim SW. Effect of rifampin on thyroid function test in patients on levothyroxine medication. PLoS One. 2017 Jan 12;12(1):e0169775. (co-corresponding author)

145. Jhun BW, Kim SY, Kong JH, Park JR, Park SY, Shim MA, Jeon K, Park HY, Shin SJ, <u>Koh WJ</u>. The 100 most-cited articles on non-tuberculous mycobacterial infection from 1995 to 2015. Int J Tuberc Lung Dis. 2017 Jan 1;21(1):100-106. (corresponding author)

146. <u>Koh WJ</u>, Jeong BH, Kim SY, Jeon K, Park KU, Jhun BW, Lee H, Park HY, Kim DH, Huh HJ, Ki CS, Lee NY, Kim HK, Choi YS, Kim J, Lee SH,

Kim CK, Shin SJ, Daley CL, Kim H, Kwon OJ. *Mycobacterial characteristics* and treatment outcomes in Mycobacterium abscessus lung disease. Clin Infect Dis. 2017 Feb 1;64(3):309-316. (corresponding author)

147. Choi H, Kim SY, Lee H, Jhun BW, Park HY, Jeon K, Kim DH, Huh HJ, Ki CS, Lee NY, Lee SH, Shin SJ, Daley CL, Koh WJ. Clinical characteristics and treatment outcomes of patients with macrolide-resistant *Mycobacterium massiliense* lung disease. Antimicrob Agents Chemother. 2017 Feb;61(2): e02189. (corresponding author)

148. Choi R, Jeong BH, Koh WJ, Lee SY. Recommendations for optimizing tuberculosis treatment: therapeutic drug monitoring, pharmacogenetics, and nutritional status considerations. Ann Lab Med. 2017 Mar;37(2):97-107. (corresponding author)

149. Oh J, Choi R, Park HD, Lee H, Jeong BH, Park HY, Jeon K, Kwon OJ, Koh WJ, Lee SY. Evaluation of vitamin status in patients with pulmonary tuberculosis. J Infect. 2017 Mar;74(3):272-280. (co-corresponding author)

150. Lee H, Han JH, Park HY, Jeon K, Huh HJ, Ki CS, Lee NY, Koh WJ. Liquid culture enhances diagnosis of patients with milder forms of non-tuberculous mycobacterial lung disease. Int J Tuberc Lung Dis. 2017 Mar;21(3):345-350. (corresponding author)

151. Kim SY, Shin SH, Moon SM, Yang B, Kim H, Kwon OJ, Huh HJ, Ki CS, Lee NY, Shin SJ, Koh WJ. Distribution and clinical significance of *Mycobacterium avium* complex species isolated from respiratory specimens. Diagn Microbiol Infect Dis. 2017 Jun;88(2):125-137. (co-corresponding author)

152. Yang B, Jhun BW, Moon SM, Lee H, Park HY, Jeon K, Kim DH, Kim SY, Shin SJ, Daley CL, Koh WJ. A clofazimine-containing regimen for the treatment of *Mycobacterium abscessus* lung disease. Antimicrob Agents Chemother. 2017 Jun;61(6): e02052. (corresponding author)

153. Lee H, Sohn YM, Ko JY, Lee SY, Jhun BW, Park HY, Jeon K, Kim DH, Kim SY, Choi JE, Moon IJ, Shin SJ, Park HJ, Koh WJ. Once-daily dosing of amikacin for treatment of *Mycobacterium abscessus* lung disease. Int J Tuberc Lung Dis. 2017 Jul;21(7):818-824. (corresponding author)

154. Jeong SH, Kim SY, Huh HJ, Ki CS, Lee NY, Kang CI, Chung DR, Peck KR, Shin SJ, Koh WJ. Mycobacteriological characteristics and treatment outcomes in extrapulmonary *Mycobacterium abscessus* complex infection. Int J Infect Dis. 2017 Jul;60:49-56. (corresponding author)

155. Moon SM, Jhun BW, Lee H, Park HY, Jeon K, Lee SY, Koh WJ. Effect of a 150 mg dose of rifabutin on serum itraconazole levels in patients with co-existing chronic pulmonary aspergillosis and *Mycobacterium avium* complex lung disease. J Infect Chemother. 2017 Sep;23(9):658-660. (corresponding author)

156. Chae H, Han SJ, Kim SY, Ki CS, Huh HJ, Yong D, Koh WJ, Shin SJ. Development of a one-step multiplex PCR assay for differential detection of major *Mycobacterium* species. J Clin Microbiol. 2017 Sep;55(9):2736-2751. (co-corresponding author)

157. Jhun BW, Kim SY, Park HY, Jeon K, Shin SJ, Koh WJ. Changes in serum IgA antibody levels against the glycopeptidolipid core antigen during anti-

biotic treatment of *Mycobacterium avium* complex lung disease. Jpn J Infect Dis. 2017 Sep 25;70(5):582–585. (corresponding author)

158. Koh WJ, Moon SM, Kim SY, Woo MA, Kim S, Jhun BW, Park HY, Jeon K, Huh HJ, Ki CS, Lee NY, Chung MJ, Lee KS, Shin SJ, Daley CL, Kim H, Kwon OJ. Outcomes of *Mycobacterium avium* complex lung disease based on clinical phenotype. Eur Respir J. 2017 Sep;50(3):1602503. (corresponding author)

159. Choi H, Kim SY, Kim DH, Huh HJ, Ki CS, Lee NY, Lee SH, Shin S, Shin SJ, Daley CL, Koh WJ. Clinical characteristics and treatment outcomes of patients with acquired macrolide–resistant *Mycobacterium abscessus* lung disease. Antimicrob Agents Chemother. 2017 Oct;61(10): e01146. (corresponding author)

160. Jhun BW, Jung WJ, Hwang NY, Park HY, Jeon K, Kang ES, Koh WJ. Risk factors for the development of chronic pulmonary aspergillosis in patients with nontuberculous mycobacterial lung disease. PLoS One. 2017 Nov 30;12(11):e0188716. (corresponding author)

161. Lee H, Ahn S, Hwang NY, Jeon K, Kwon OJ, Huh HJ, Lee NY, Koh WJ. Treatment outcomes of rifabutin–containing regimens for rifabutin–sensitive multidrug–resistant pulmonary tuberculosis. Int J Infect Dis. 2017 Dec;65:135–141. (corresponding author)

162. Lee H, Ahn S, Hwang NY, Jeon K, Kwon OJ, Huh HJ, Lee NY, Kim CK, Koh WJ. Limited effect of later–generation fluoroquinolones in the treatment of ofloxacin–resistant and moxifloxacin–susceptible multidrug–resis-

tant tuberculosis. Antimicrob Agents Chemother. 2018 Feb;62(2): e01784. (correspoding author)

163. Jhun BW, Moon SM, Kim SY, Park HY, Jeon K, Kwon OJ, Huh HJ, Ki CS, Lee NY, Chung MJ, Lee KS, Shin SJ, Daley CL, Koh WJ. Intermittent antibiotic therapy for recurrent nodular bronchiectatic *Mycobacterium avium* complex lung disease. Antimicrob Agents Chemother. 2018 Feb;62(2): e01812. (corresponding author)

164. Ko RE, Moon SM, Ahn S, Jhun BW, Jeon K, Kwon OJ, Huh HJ, Ki CS, Lee NY, Koh WJ. Changing epidemiology of nontuberculous mycobacterial lung diseases in a tertiary referral hospital in Korea between 2001 and 2015. J Korean Med Sci. 2018 Feb 19;33(8):e65. (corresponding author)

165. Cho EH, Huh HJ, Song DJ, Moon SM, Lee SH, Shin SY, Kim CK, Ki CS, Koh WJ, Lee NY. Differences in drug susceptibility pattern between *Mycobacterium avium* and *Mycobacterium intracellulare* isolated in respiratory specimens. J Infect Chemother. 2018 Apr;24(4):315-318. (co- corresponding author)

166. Choi H, Jhun BW, Kim SY, Kim DH, Lee H, Jeon K, Kwon OJ, Huh HJ, Ki CS, Lee NY, Shin SJ, Daley CL, Koh WJ. Treatment outcomes of macrolide-susceptible *Mycobacterium abscessus* lung disease. Diagn Microbiol Infect Dis. 2018 Apr;90(4):293-295. (corresponding author)

167. Jhun BW, Yang B, Moon SM, Lee H, Park HY, Jeon K, Kwon OJ, Ahn J, Moon IJ, Shin SJ, Daley CL, Koh WJ. Amikacin inhalation as salvage therapy for refractory nontuberculous mycobacterial lung disease. Antimi-

crob Agents Chemother. 2018 Apr 16. pii: AAC.00011-18. doi: 10.1128/ AAC.00011-18. [Epub ahead of print] (corresponding author)

168. Jhun BW, Kim SY, Moon SM, Jeon K, Kwon OJ, Huh HJ, Ki CS, Lee NY, Shin SJ, Daley CL, <u>Koh WJ</u>. Development of macrolide resistance and reinfection in refractory *Mycobacterium avium* complex lung disease. Am J Respir Crit Care Med. 2018 Jun 7. doi: 10.1164/rccm.201802-0321OC. [Epub ahead of print]

Publications in SCI(E) journals: as the co-author

169. Suh GY, Yoon JW, Park SJ, Ham HS, Kang SJ, <u>Koh WJ</u>, Chung MP, Kim H, Kwon OJ. A practical protocol for titrating "optimal" PEEP in acute lung injury: Recruitment maneuver and PEEP decrement. J Korean Med Sci. 2003 Jun;18(3):349-354.

170. Han D, Lee KS, <u>Koh WJ</u>, Yi CA, Kim TS, Kwon OJ. Radiographic and CT findings of nontuberculous mycobacterial pulmonary infection caused by *Mycobacterium abscessus*. AJR Am J Roentgenol. 2003 Aug;181(2):513-517.

171. Jeong YJ, Lee KS, <u>Koh WJ</u>, Han J, Kim TS, Kwon OJ. Nontuberculous mycobacterial pulmonary infection in immunocompetent patients: comparison of thin-section CT and histopathologic findings. Radiology. 2004 Jun;231(3):880-886.

172. Hwang JH, Kwon YS, Kang EH, <u>Koh WJ</u>, Kang KW, Kim HC, Chung MP, Kim H, Kwon OJ, Suh GY. Prone positioning improves oxygenation without adverse hemodynamic effects during partial liquid ventila-

tion in a canine model of acute lung injury. Korean J Intern Med. 2004 Dec;19(4):237-242.

173. Ryu YJ, Kang EH, Koh WJ, Suh GY, Chung MP, Kwon OJ, Kim H. Management of patients with relapsing polychondritis and airway complications. J Bronchol. 2005 Jan;12(1):14-19.

174. Kim TS, Koh WJ, Han J, Chung MJ, Lee JH, Lee KS, Kwon OJ. Hypothesis on the evolution of cavitary lesions in nontuberculous mycobacterial pulmonary infection: thin-section CT and histopathologic correlation. AJR Am J Roentgenol. 2005 Apr;184(4):1247-1252.

175. Kim TS, Han J, Koh WJ, Choi JC, Chung MJ, Lee KS, Kwon OJ, Lee JH, Shim SS, Chong S. Endobronchial actinomycosis associated with broncholithiasis: CT findings for nine patients. AJR Am J Roentgenol. 2005 Aug;185(2):347-353.

176. Kim TS, Han J, Shim SS, Jeon K, Koh WJ, Lee I, Lee KS, Kwon OJ. Pleuropulmonary paragonimiasis: CT findings in 31 patients. AJR Am J Roentgenol. 2005 Sep;185(3):616-621.

177. Chung MJ, Lee KS, Koh WJ, Lee JH, Kim TS, Kwon OJ, Kim S. Thin-section CT findings of nontuberculous mycobacterial pulmonary diseases: comparison between *Mycobacterium avium-intracellulare* complex and *Mycobacterium abscessus* infection. J Korean Med Sci. 2005 Oct;20(5):777-783.

178. Park YK, Shin S, Ryu S, Cho SN, Koh WJ, Kwon OJ, Shim YS, Lew WJ, Bai GH. Comparison of drug resistance genotypes between Beijing and non-Beijing family strains of *Mycobacterium tuberculosis* in Korea. J Micro-

biol Methods. 2005 Nov;63(2):165-172.

179. Kim TS, Han J, <u>Koh WJ</u>, Choi JC, Chung MJ, Lee JH, Shim SS, Chong S. Thoracic actinomycosis: CT features with histopathologic correlation. AJR Am J Roentgenol. 2006 Jan;186(1):225-231.

180. Suh GY, Ham HS, Lee SH, Choi JC, <u>Koh WJ</u>, Kim SY, Lee J, Han J, Kim HP, Choi AM, Kwon OJ. A peptide with anti-transglutaminase activity decreases lipopolysaccharide-induced lung inflammation in mice. Exp Lung Res. 2006 Jan-Feb;32(1-2):43-53.

181. Jeon K, Chung MP, Lee KS, Chung MJ, Han J, <u>Koh WJ</u>, Suh GY, Kim H, Kwon OJ. Prognostic factors and causes of death in Korean patients with idiopathic pulmonary fibrosis. Respir Med. 2006 Mar;100(3):451-457.

182. Chong S, Kim TS, <u>Koh WJ</u>, Cho EY, Kim K. Invasive pulmonary aspergillosis complicated by pulmonary artery occlusion in an immunocompetent patient. Clin Radiol. 2006 Mar;61(3):287-290.

183. Jeon K, Kim H, Yu CM, <u>Koh WJ</u>, Suh GY, Chung MP, Kwon OJ. Rigid bronchoscopic intervention in patients with respiratory failure caused by malignant central airway obstruction. J Thorac Oncol. 2006 May;1(4):319-323.

184. Cho YS, Lee HS, Kim SW, Chung KH, Lee DK, <u>Koh WJ</u>, Kim MG. Tuberculous otitis media: a clinical and radiologic analysis of 52 patients. Laryngoscope. 2006 Jun;116(6):921-927.

185. Chung MJ, Lee KS, <u>Koh WJ</u>, Kim TS, Kang EY, Kim SM, Kwon OJ, Kim S. Drug-sensitive tuberculosis, multidrug-resistant tuberculosis, and nontuber-

culous mycobacterial pulmonary disease in nonAIDS adults: comparisons of thin-section CT findings. Eur Radiol. 2006 Sep;16(9):1934-1941.

186. Kwon YS, Suh GY, Kang EH, <u>Koh WJ</u>, Chung MP, Kim H, Kwon OJ. Basal serum cortisol levels are not predictive of response to corticotropin but have prognostic significance in patients with septic shock. J Korean Med Sci. 2007 Jun;22(3):470-475.

187. Jeon K, Jeon IS, Suh GY, Chung MP, <u>Koh WJ</u>, Kim H, Kwon OJ, Han DH, Chung MJ, Lee KS. Two methods of setting positive end-expiratory pressure in acute lug injury: an experimental computed tomography volumetric study. J Korean Med Sci. 2007 Jun;22(3):476-483.

188. Lim SY, Suh GY, Choi JC, <u>Koh WJ</u>, Lim SY, Han J, Lee KS, Shim YM, Chung MP, Kim H, Kwon OJ. Usefulness of open lung biopsy in mechanically ventilated patients with undiagnosed diffuse pulmonary infiltrates: influence of comorbidities and organ dysfunction. Crit Care. 2007 Aug 28;11(4):R93

189. Park HY, Kim YH, Kim H, <u>Koh WJ</u>, Suh GY, Chung MP, Kwon OJ. Routine screening by brain magnetic resonance imaging decreased the brain metastasis rate following surgery for lung adenocarcinoma. Lung Cancer. 2007 Oct;58(1):68-72.

190. Cho HJ, <u>Koh WJ</u>, Ryu YJ, Ki CS, Nam MH, Kim JW, Lee SY. Genetic polymorphisms of NAT2 and CYP2E1 associated with antituberculosis drug-induced hepatotoxicity in Korean patients with pulmonary tuberculosis. Tuberculosis (Edinb). 2007 Nov;87(6):551-556.

191. Kim YH, Suh GY, Kim MH, Park HY, Kang EH, Koh WJ, Chung MP, Kim H, Kwon OJ, Kim K. Safety and usefulness of bronchoscopy in ventilator-dependent patients with severe thrombocytopenia. Anaesth Intensive Care. 2008 May;36(3):411-417.

192. Song JW, Koh WJ, Lee KS, Lee JY, Chung MJ, Kim TS, Kwon OJ. High-resolution CT findings of *Mycobacterium avium-intracellulare* complex pulmonary disease: correlation with pulmonary function test results. AJR Am J Roentgenol. 2008 Oct;191(4):1070.

193. Park ES, Han J, Koh WJ, Lee KS, Kim J, Seo J, Kim J. Placental transmogrification of the lung: a brief case report. Korean J Pathol. 2008 Oct;42(5):308-310.

194. Kwon YS, Kim H, Koh WJ, Suh GY, Chung MP, Kwon OJ, Han J. Clinical characteristics and efficacy of bronchoscopic intervention for tracheobronchial leiomyoma. Respirology. 2008 Nov;13(6):908-912.

195. Park HY, Suh GY, Jeon K, Koh WJ, Chung MP, Kim H, Kwon OJ, Kim K, Jang JH, Jung CW, Kang E, Kim MJ. Outcome and prognostic factors of patients with acute leukemia admitted to the intensive care unit for septic shock. Leuk Lymphoma. 2008 Oct;49(10):1929-1934.

196. Kim DH, Kim HJ, Park SK, Kong SJ, Kim YS, Kim TH, Kim EK, Lee KM, Lee SS, Park JS, Koh WJ, Lee CH, Kim JY, Shim TS. Treatment outcomes and long-term survival in patients with extensively drug-resistant tuberculosis. Am J Respir Crit Care Med. 2008 Nov 15;178(10):1075-1082.

197. Cha J, Lee HY, Lee KS, Koh WJ, Kwon OJ, Yi CA, Kim TS, Chung MJ.

Radiological findings of extensively drug-resistant pulmonary tuberculosis in non-AIDS adults: comparisons with findings of multidrug-resistant and drug-sensitive tuberculosis. Korean J Radiol. 2009 May-Jun;10(3):207-216.

198. Park HY, Kim H, Koh WJ, Suh GY, Chung MP, Kwon OJ. Natural stent in the management of post-intubation tracheal stenosis. Respirology. 2009 May;14(4):583-588.

199. Park YK, Koh WJ, Kim SO, Shin S, Kim BJ, Cho SN, Lee SM, Chang CL. Clarithromycin susceptibility testing of *Mycobacterium avium* complex using 2,3-diphenyl-5-thienyl-(2)-tetrazolium chloride microplate assay with Middlebrook 7H9 broth. J Korean Med Sci. 2009 Jun;24(3):511-512.

200. Nam HS, Um SW, Koh WJ, Suh GY, Chung MP, Kwon OJ, Kim J, Kim H. Clinical application of the Natural Y stent in the management of benign carinal stenosis. Ann Thorac Surg. 2009 Aug;88(2):432-439.

201. Kwon YS, Kang E, Suh GY, Koh WJ, Chung MP, Kim H, Kwon OJ, Chung JH. A prospective study on the incidence and predictive factors of relative adrenal insufficiency in Korean critically-ill patients. J Korean Med Sci. 2009 Aug;24(4):668-673.

202. Um SW, Kim H, Koh WJ, Suh GY, Chung MP, Kwon OJ, Choi JY, Han J, Lee KS, Kim J. Prognostic value of 18F-FDG uptake on positron emission tomography in patients with pathologic stage I non-small cell lung cancer. J Thorac Oncol. 2009 Nov;4(11):1331-1336.

203. Kim SA, Um SW, Song JU, Jeon K, Koh WJ, Suh GY, Jung MP, Kwon OJ, Park JH, Yi CA, Han J, Kim H. Bronchoscopic features and broncho-

scopic intervention for endobronchial hamartoma. Respirology. 2010 Jan 1;15(1):150-154.

204. Song HJ, An JS, Han J, Koh WJ, Kim HK, Choi YS. Pathologic findings of surgically resected nontuberculous mycobacterial pulmonary infection. Korean J Pathol. 2010 Feb;44(1):56-62.

205. Lee SW, Jang YS, Park CM, Kang HY, Koh WJ, Yim JJ, Jeon K. The role of chest CT scanning in TB outbreak investigation. Chest. 2010 May;137(5):1057-1064.

206. Eum SY, Kong JH, Jeon BY, Cho SN, Kim J, Via LE, Barry Iii CE, Koh WJ. Metaplastic ossification in the cartilage of the bronchus of a patient with chronic multi-drug resistant tuberculosis: a case report. J Med Case Reports. 2010 May 26;4:156.

207. Sohn H, Kim KW, Kang HB, Won CJ, Kim WS, Lee B, Kwon OJ, Koh WJ, Shin SJ, Kim HJ. Induction of macrophage death by clinical strains of Mycobacterium kansasii. Microb Pathog. 2010 May;48(5):160-167.

208. Kim DH, Kim HJ, Park SK, Kong SJ, Kim YS, Kim TH, Kim EK, Lee KM, Lee SS, Park JS, Koh WJ, Lee CH, Shim TS. Treatment outcomes and survival based on drug resistance patterns in multidrug-resistant tuberculosis. Am J Respir Crit Care Med. 2010 Jul 1;182(1):113-119.

209. Park HY, Lim SY, Hwang JH, Choi JH, Koh WJ, Sung J, Suh GY, Chung MP, Kim H, Choe YH, Woo S, Jung Kwon O. Lung function, coronary artery calcification, and metabolic syndrome in 4905 Korean males. Respir Med. 2010 Sep;104(9):1326-1335.

210. Kim K, Lee H, Lee MK, Lee SA, Shim TS, Lim SY, Koh WJ, Yim JJ, Munkhtsetseg B, Kim W, Chung SI, Kook YH, Kim BJ. Development and application of multiprobe real-time PCR method targeting the *hsp65* gene for differentiation of *Mycobacterium* species from isolates and sputum specimens. J Clin Microbiol. 2010 Sep;48(9):3073-3080.

211. Kim EY, Chung MJ, Lee HY, Koh WJ, Jung HN, Lee KS. Pulmonary mycobacterial disease: diagnostic performance of low-dose digital tomosynthesis as compared with chest radiography. Radiology. 2010 Oct;257(1):269-277.

212. Park HK, Song JU, Um SW, Koh WJ, Suh GY, Chung MP, Kim H, Kwon OJ, Jeon K. Clinical characteristics of health care-associated pneumonia in a Korean teaching hospital. Respir Med. 2010 Nov;104(11):1729-1735.

213. Kwon YS, Suh GY, Jeon K, Park SY, Lim SY, Koh WJ, Chung MP, Kim H, Kwon OJ. Serum cytokines and critical illness-related corticosteroid insufficiency. Intensive Care Med. 2010 Nov;36(11):1845-1851.

214. Shin SJ, Lee BS, Koh WJ, Manning EJ, Anklam K, Sreevatsan S, Lambrecht RS, Collins MT. Efficient differentiation of *Mycobacterium avium* complex species and subspecies by use of five-target multiplex PCR. J Clin Microbiol. 2010 Nov;48(11):4057-4062.

215. Park HK, Jeon K, Koh WJ, Suh GY, Kim H, Kwon OJ, Chung MP, Lee KS, Shim YM, Han J, Um SW. Occult nodal metastasis in patients with non-small cell lung cancer at clinical stage IA by PET/CT. Respirology. 2010 Nov;15(8):1179-1184.

216. Bae SY, Jeon K, Koh WJ, Suh GY, Chung MP, Kim H, Kwon OJ, Kim J, Han J, Um SW. Concurrent endobronchial carcinoid tumor and sarcoid-osis. Intern Med. 2010;49(23):2609-2612.

217. Jung ID, Jeong SK, Lee CM, Noh KT, Heo DR, Shin YK, Yun CH, Koh WJ, Akira S, Whang J, Kim HJ, Park WS, Shin SJ, Park YM. Enhanced efficacy of therapeutic cancer vaccines produced by co-treatment with *Mycobacterium tuberculosis* heparin-binding hemagglutinin, a novel TLR4 agonist. Cancer Res. 2011 Apr 15;71(8):2858-2870.

218. Lee JH, Jung EJ, Jeon K, Koh WJ, Suh GY, Chung MP, Kim H, Kwon OJ, Shim YM, Kim J, Han J, Um SW. Treatment outcomes of patients with adenoid cystic carcinoma of the airway. Lung Cancer. 2011 May;72(2):244-249.

219. Song JU, Um SW, Koh WJ, Suh GY, Chung MP, Kim H, Kwon OJ, Jeon K. Pulmonary paragonimiasis mimicking lung cancer in a tertiary referral centre in Korea. Int J Tuberc Lung Dis. 2011 May;15(5):674-679.

220. Jung EJ, Lee JH, Jeon K, Koh WJ, Suh GY, Chung MP, Kim H, Kwon OJ, Shim YM, Um SW. Treatment outcomes for patients with synchronous multiple primary non-small cell lung cancer. Lung Cancer. 2011 Aug;73(2):237-242.

221. Lim SY, Park HK, Jeon K, Um SW, Koh WJ, Suh GY, Chung MP, Kwon OJ, Kim H. Factors predicting outcome following airway stenting for post-tuberculosis tracheobronchial stenosis. Respirology. 2011 Aug;16(6):959-964.

222. Kang YR, Um SW, Koh WJ, Suh GY, Chung MP, Kim H, Kwon OJ, Jeon K. Initial lactate level and mortality in septic shock patients with hepatic dysfunction. Anaesth Intensive Care. 2011 Sep;39(5):862-867.

223. Lim SY, Kwon YS, Park MR, Han SG, Jeon K, Um SW, Koh WJ, Chung MP, Kim H, Kwon OJ, Suh GY. Prognostic significance of different sub-group classifications of critical illness-related corticosteroid insufficiency in patients with septic shock. Shock. 2011 Oct;36(4):345-349.

224. Song JU, Park HY Jeon K, Koh WJ, Suh GY Chung MP Kim H, Kwon OJ, Um SW. The role of endobronchial ultrasound-guided transbron-chial needle aspiration in the diagnosis of mediastinal and hilar lymph node metastases in patients with extrapulmonary malignancy. Intern Med. 2011;50(21):2525-2532.

225. Jhun BW, Park HY, Jeon K, Koh WJ, Suh GY, Chung MP, Kim H, Kwon OJ, Han J, Um SW. Nodal stations and diagnostic performances of endo-bronchial ultrasound-guided transbronchial needle aspiration in patients with non-small cell lung cancer. J Korean Med Sci. 2012 Jan;27(1):46-51.

226. Park HY, Hahm CR, Jeon K, Koh WJ, Suh GY, Chung MP, Kim H, Kwon OJ, Um SW. Serum vascular endothelial growth factor and angiopoietin-2 are associated with the severity of systemic inflammation rather than the presence of hemoptysis in patients with inflammatory lung disease. Yonsei Med J. 2012 Mar 1;53(2):369-376.

227. Byun EH, Kim WS, Shin AR, Kim JS, Whang J, Won CJ, Choi Y, Kim SY, Koh WJ, Kim HJ, Shin SJ. Rv0315, a novel immunostimulatory antigen of

Mycobacterium tuberculosis, activates dendritic cells and drives Th1 immune responses. J Mol Med (Berl). 2012 Mar;90(3):285-298.

228. Kim HS, Lee KS, Koh WJ, Jeon K, Lee EJ, Kang H, Ahn J. Serial CT findings of Mycobacterium massiliense pulmonary disease compared with *Mycobacterium abscessus* disease after treatment with antibiotic therapy. Radiology. 2012 Apr;263(1):260-270.

229. Lim SY, Kim H, Jeon K, Um SW, Koh WJ, Suh GY, Chung MP, Kwon OJ. Prognostic factors for endotracheal silicone stenting in the management of inoperable post-intubation tracheal stenosis. Yonsei Med J. 2012 May 1;53(3):565-570.

230. Verma A, Park HY, Lim SY, Um SW, Koh WJ, Suh GY, Chung MP, Kwon OJ, Kim H. Posttuberculosis tracheobronchial stenosis: use of CT to optimize the time of silicone stent removal. Radiology. 2012 May;263(2):562-568.

231. Choi GE, Cho YJ, Koh WJ, Chun J, Cho SN, Shin SJ. Draft genome sequence of *Mycobacterium abscessus* subsp. *bolletii* BD^T. J Bacteriol. 2012 May;194(10):2756-2757.

232. Gler MT, Skripconoka V, Sanchez-Garavito E, Xiao H, Cabrera-Rivero JL, Vargas-Vasquez DE, Gao M, Awad M, Park SK, Shim TS, Suh GY, Danilovits M, Ogata H, Kurve A, Chang J, Suzuki K, Tupasi T, Koh WJ, Seaworth B, Geiter LJ, Wells CD. Delamanid for multidrug-resistant pulmonary tuberculosis. N Engl J Med. 2012 Jun 7;366(23):2151-2160.

233. Ahuja SD, Ashkin D, Avendano M, Banerjee R, Bauer M, Bayona JN, Bec-

erra MC, Benedetti A, Burgos M, Centis R, Chan ED, Chiang CY, Cox H, D'Ambrosio L, Deriemer K, Dung NH, Enarson D, Falzon D, Flanagan K, Flood J, Garcia-Garcia ML, Gandhi N, Granich RM, Hollm-Delgado MG, Holtz TH, Iseman MD, Jarlsberg LG, Keshavjee S, Kim HR, Koh WJ, Lancaster J, Lange C, de Lange WC, Leimane V, Leung CC, Li J, Menzies D, Migliori GB, Mishustin SP, Mitnick CD, Narita M, O'Riordan P, Pai M, Palmero D, Park SK, Pasvol G, Peña J, Pérez-Guzmán C, Quelapio MI, Ponce-de-Leon A, Riekstina V, Robert J, Royce S, Schaaf HS, Seung KJ, Shah L, Shim TS, Shin SS, Shiraishi Y, Sifuentes-Osornio J, Sotgiu G, Strand MJ, Tabarsi P, Tupasi TE, van Altena R, Van der Walt M, Van der Werf TS, Vargas MH, Viiklepp P, Westenhouse J, Yew WW, Yim JJ; Collaborative Group for Meta-Analysis of Individual Patient Data in MDR-TB. Multidrug resistant pulmonary tuberculosis treatment regimens and patient outcomes: an individual patient data meta-analysis of 9,153 patients. PLoS Med. 2012 Aug;9(8):e1001300.

234. Verma A, Um SW, Koh WJ, Suh GY, Chung MP, Kwon OJ, Kim H. Long-term tolerance of airway silicone stent in patients with post-tuberculosis tracheobronchial stenosis. ASAIO J. 2012 Sep;58(5):530-534.

235. Iademarco MF, Koh WJ. 2011: The year in review. Part II: Tuberculosis and lung disease. Int J Tuberc Lung Dis 2012 Oct;16(10):1291-1299.

236. Jo KW, Jeon K, Kang YA, Koh WJ, Kim KC, Kim YH, Yoo KH, Lee SH, Yim JJ, Choi SB, Choi WI, Choi JC, Hwang YI, Shim TS. Poor correlation between tuberculin skin tests and interferon-γ assays in close con-

tacts of patients with multidrug-resistant tuberculosis. Respirology. 2012
Oct;17(7):1125-1130.

237. Jeon EJ, Park HK, Jeon K, Koh WJ, Suh GY, Chung MP, Kim H, Kwon
OJ, Ki CS, Kim JW, Shim YM, Um SW. The role of pleural fluid MAGE
RT-nested PCR in the diagnosis of malignant pleural effusion. Thoracic
Cancer. 2012 Nov; 3(4):320-325.

238. Lim SY, Jeon EJ, Kim HJ, Jeon K, Um SW, Koh WJ, Chung MP, Kim H,
Kwon OJ, Suh GY. The incidence, causes, and prognostic significance of
new-onset thrombocytopenia in intensive care units: a prospective cohort
study in a Korean hospital. J Korean Med Sci. 2012 Nov;27(11):1418-1423.

239. Song I, Jeong YJ, Lee KS, Koh WJ, Um SW, Kim TS. Tuberculous lymph-
adenitis of the thorax: comparisons of imaging findings between patients
with and those without HIV infection. AJR Am J Roentgenol. 2012
Dec;199(6):1234-1240.

240. Sotgiu G, Centis R, D'Ambrosio L, Alffenaar JW, Anger HA, Caminero JA,
Castiglia P, De Lorenzo S, Ferrara G, Koh WJ, Schecter GF, Shim TS, Sin-
gla R, Skrahina A, Spanevello A, Udwadia ZF, Villar M, Zampogna E, Zell-
weger JP, Zumla A, Migliori GB. Efficacy, safety and tolerability of linezolid
containing regimens in treating MDR-TB and XDR-TB: systematic review
and meta-analysis. Eur Respir J. 2012 Dec;40(6):1430-1442.

241. Shin AR, Lee KS, Lee KI, Shim TS, Koh WJ, Jeon HS, Son YJ, Shin SJ,
Kim HJ. Serodiagnostic potential of *Mycobacterium avium* MAV2054 and
MAV5183 proteins. Clin Vaccine Immunol. 2013 Feb;20(2):295-301.

242. Jeong BH, Koh WJ, Yoo H, Um SW, Suh GY, Chung MP, Kim H, Kwon OJ, Jeon K. Performances of prognostic scoring systems in patients with healthcare-associated pneumonia. Clin Infect Dis. 2013 Mar;56(5):625-632.

243. Kang YR, Kim SA, Jeon K, Koh WJ, Suh GY, Chung MP, Kim H, Kwon OJ, Kang ES, Um SW. Toxocariasis as a cause of new pulmonary infiltrates. Int J Tuberc Lung Dis. 2013 Mar;17(3):412-417.

244. Lim SY, Jeon K, Kim HJ, Kim SM, Song J, Ha JM, Um SW, Koh WJ, Chung MP, Kim H, Kwon OJ, Suh GY. Antifactor xa levels in critically ill korean patients receiving enoxaparin for thromboprophylaxis: a prospective observational study. J Korean Med Sci. 2013 Mar;28(3):466-471.

245. Kim JS, Kim WS, Lee K, Won CJ, Kim JM, Eum SY, Koh WJ, Shin SJ. Differential immune responses to *Segniliparus rotundus* and *Segniliparus rugosus* infection and analysis of their comparative virulence profiles. PLoS One. 2013;8(3):e59646.

246. Song JU, Park HY, Kim H, Jeon K, Um SW, Koh WJ, Suh GY, Chung MP, Kwon OJ. Prognostic factors for bronchoscopic intervention in advanced lung or esophageal cancer patients with malignant airway obstruction. Ann Thorac Med. 2013 Apr;8(2):86-92.

247. Verma A, Jeon K, Koh WJ, Suh GY, Chung MP, Kim H, Kwon OJ, Um SW. Endobronchial ultrasound-guided transbronchial needle aspiration for the diagnosis of central lung parenchymal lesions. Yonsei Med J. 2013 May 1;54(3):672-678.

248. Lim SY, Lee KJ, Jeon K, Koh WJ, Suh GY, Chung MP, Kim H, Kwon OJ,

Um SW. Classification of broncholiths and clinical outcomes. Respirology. 2013 May;18(4):637-642.

249. Park SY, Lim SY, Um SW, Koh WJ, Chung MP, Kim H, Kwon OJ, Park HK, Kim SJ, Im YH, Ahn MJ, Suh GY. Outcome and predictors of mortality in patients requiring invasive mechanical ventilation due to acute respiratory failure while undergoing ambulatory chemotherapy for solid cancers. Support Care Cancer. 2013 Jun;21(6):1647-1653.

250. Jnawali HN, Yoo H, Ryoo S, Lee KJ, Kim BJ, Koh WJ, Kim CK, Kim HJ, Park YK. Molecular genetics of *Mycobacterium tuberculosis* resistant to aminoglycosides and cyclic peptide capreomycin antibiotics in Korea. World J Microbiol Biotechnol. 2013 Jun;29(6):975-982.

251. Eom JS, Kim H, Jeon K, Um SW, Koh WJ, Suh GY, Chung MP, Kwon OJ. Tracheal wall thickening is associated with the granulation tissue formation around silicone stents in patients with post-tuberculosis tracheal stenosis. Yonsei Med J. 2013 Jul 1;54(4):949-956.

252. Kang YR, Park HY, Jeon K, Koh WJ, Suh GY, Chung MP, Kim H, Kwon OJ, Choi YL, Han J, Um SW. EGFR and KRAS mutation analyses from specimens obtained by bronchoscopy and EBUS-TBNA. Throacic Cancer. 2013 Aug; 4 (3): 264-272.

253. Lee G, Lee KS, Moon JW, Koh WJ, Jeong BH, Jeong YJ, Kim HJ, Woo S. Nodular bronchiectatic *Mycobacterium avium* complex pulmonary disease. natural course on serial computed tomographic scans. Ann Am Thorac Soc. 2013 Aug;10(4):299-306.

254. Yoo H, Song JU, Koh WJ, Jeon K, Um SW, Suh GY, Chung MP, Kim H, Kwon OJ, Lee NY, Woo S, Park HY. Additional role of second washing specimen obtained during single bronchoscopy session in diagnosis of pulmonary tuberculosis. BMC Infect Dis. 2013 Sep 2;13:404.

255. Park KS, Kim JY, Lee JW, Hwang YY, Jeon K, Koh WJ, Ki CS, Lee NY. Comparison of the Xpert MTB/RIF and COBAS TaqMan MTB assays for the detection of *Mycobacterium tuberculosis* in respiratory specimens. J Clin Microbiol. 2013 Oct;51(10):3225-3227.

256. Lee G, Kim HS, Lee KS, Koh WJ, Jeon K, Jeong BH, Ahn J. Serial CT findings of nodular bronchiectatic *Mycobacterium avium* complex pulmonary disease with antibiotic treatment. AJR Am J Roentgenol. 2013 Oct;201(4):764-772.

257. Eom JS, Kim H, Park HY, Jeon K, Um SW, Koh WJ, Suh GY, Chung MP, Kwon OJ. Timing of silicone stent removal in patients with post-tuberculosis bronchial stenosis. Ann Thorac Med. 2013 Oct;8(4):218-223.

258. Hong G, Lee KJ, Jeon K, Koh WJ, Suh GY, Chung MP, Kim H, Kwon OJ, Han J, Um SW. Usefulness of endobronchial ultrasound-guided transbronchial needle aspiration for diagnosis of sarcoidosis. Yonsei Med J. 2013 Nov 1;54(6):1416-1421.

259. Eom JS, Lee G, Lee HY, Oh JY, Woo SY, Jeon K, Um SW, Koh WJ, Suh GY, Chung MP, Kim H, Kwon OJ, Park HY. The relationships between tracheal index and lung volume parameters in mild-to-moderate COPD. Eur J Radiol. 2013 Dec;82(12):e867-872.

260. Hoefsloot W, van Ingen J, Andrejak C, Angeby K, Bauriaud R, Bemer P, Beylis N, Boeree MJ, Cacho J, Chihota V, Chimara E, Churchyard G, Cias R, Daza R, Daley CL, Dekhuijzen PN, Domingo D, Drobniewski F, Esteban J, Fauville-Dufaux M, Folkvardsen DB, Gibbons N, Gómez-Mampaso E, Gonzalez R, Hoffmann H, Hsueh PR, Indra A, Jagielski T, Jamieson F, Jankovic M, Jong E, Keane J, Koh WJ, Lange B, Leao S, Macedo R, Mannsåker T, Marras TK, Maugein J, Milburn HJ, Mlinkó T, Morcillo N, Morimoto K, Papaventsis D, Palenque E, Paez-Peña M, Piersimoni C, Polanová M, Rastogi N, Richter E, Ruiz-Serrano MJ, Silva A, da Silva MP, Simsek H, van Soolingen D, Szabó N, Thomson R, Tórtola Fernandez T, Tortoli E, Totten SE, Tyrrell G, Vasankari T, Villar M, Walkiewicz R, Winthrop KL, Wagner D; Nontuberculous Mycobacteria Network European Trials Group (NTM-NET). The geographic diversity of nontuberculous mycobacteria isolated from pulmonary samples: an NTM-NET collaborative study. Eur Respir J. 2013 Dec;42(6):1604-1613.

261. Park HY, Ha SY, Lee SH, Kim S, Chang KS, Jeon K, Um SW, Koh WJ, Suh GY, Chung MP, Han J, Kim H, Kwon OJ. Repeated derecruitments accentuate lung injury during mechanical ventilation. Crit Care Med. 2013 Dec;41(12):e423-430.

262. Kang YA, Kim SY, Jo KW, Kim HJ, Park SK, Kim TH, Kim EK, Lee KM, Lee SS, Park JS, Koh WJ, Kim DY, Shim TS. Impact of diabetes on treatment outcomes and long-term survival in multidrug-resistant tuberculosis. Respiration. 2013;86(6):472-478.

부록. 이력 및 업적

263. Yun JW, Chung HS, Koh WJ, Chung DR, Kim YJ, Kang ES. Signifi-
cant reduction in the rate of indeterminate results of QuantiFERON-TB
Gold In-Tube test by shortening incubation delay. J Clin Microbiol. 2014
Jan;52(1):90-94.

264. Lee SH, Yoo HK, Kim SH, Koh WJ, Kim CK, Park YK, Kim HJ. The drug
resistance profile of *Mycobacterium abscessus* group strains from Korea. Ann
Lab Med. 2014 Jan;34(1):31-37.

265. Jung MY, Lee JH, Kim CR, Kim HJ, Koh WJ, Ki CS, Lee JH, Yang JM,
Lee DY. Cutaneous *Mycobacterium massiliense* infection of the sole of the
feet. Ann Dermatol. 2014 Feb;26(1):92-95.

266. Jeong BH, Jeon EJ, Yoo H, Koh WJ, Suh GY, Chung MP, Kwon OJ, Jeon K.
Comparison of severe healthcare-associated pneumonia with severe commu-
nity-acquired pneumonia. Lung. 2014 Apr;192(2):313-320.

267. Ko Y, Jeong BH, Park HY, Koh WJ, Suh GY, Chung MP, Kwon OJ, Jeon K.
Outcomes of Pneumocystis pneumonia with respiratory failure in HIV-neg-
ative patients. J Crit Care. 2014 Jun;29(3):356-361.

268. Eom JS, Kim B, Kim H, Jeon K, Um SW, Koh WJ, Suh GY, Chung MP,
Kwon OJ. Fibrotic airway stenosis following radiotherapy in patients with
adenoid cystic carcinoma. Respirology. 2014 Aug;19(6):914-920.

269. Lee SH, Yoo HK, Kim SH, Koh WJ, Kim CK, Park YK, Kim HJ. Detection
and sssessment of clarithromycin inducible resistant strains among Korean
Mycobacterium abscessus clinical strains: PCR methods. J Clin Lab Anal.
2014 Sep;28(5):409-414.

270. Jeong BH, Koh WJ, Yoo H, Park HY, Suh GY, Chung MP, Kwon OJ, Jeon K. Risk factors for acquiring potentially drug-resistant pathogens in immuno-competent patients with pneumonia developed out of hospital. Respiration. 2014 Sep;88(3):190-198.

271. Jeong BH, Shin B, Eom JS, Yoo H, Song W, Han S, Lee KJ, Jeon K, Um SW, Koh WJ, Suh GY, Chung MP, Kim H, Kwon OJ, Woo S, Park HY. Development of a prediction rule for estimating postoperative pulmonary complications. PLoS One. 2014 Dec 1;9(12):e113656.

272. de Visser V, Sotgiu G, Lange C, Aabye MG, Bakker M, Bartalesi F, Brat K, Chee CB, Dheda K, Dominguez J, Eyuboglu F, Ghanem M, Goletti D, Dilektasli AG, Guglielmetti L, Koh WJ, Latorre I, Losi M, Polanova M, Ravn P, Ringshausen FC, Rumetshofer R, de Souza-Galvão ML, Thijsen S, Bothamley G, Bossink A; TBNET. False-negative interferon-γ release assay results in active tuberculosis: a TBNET study. Eur Respir J. 2015 Jan;45(1):279-283.

273. Kim JS, Kang MJ, Kim WS, Han SJ, Kim HM, Kim HW, Kwon KW, Kim SJ, Cha SB, Eum SY, Koh WJ, Cho SN, Park JH, Shin SJ. Essential engage-ment of Toll-like receptor 2 in initiation of early protective Th1 response against rough variants of *Mycobacterium abscessus*. Infect Immun. 2015 Apr;83(4):1556-1567.

274. Park HY, Jhun BW, Jeong HJ, Chon HR, Koh WJ, Suh GY, Kim H, Chung MJ, Jun HJ, Choi YH, Lim SY. The complex association of metabol-ic syndrome and its components with computed tomography-determined

부록. 이력 및 업적

emphysema index. Metab Syndr Relat Disord. 2015 Apr;13(3):132-139.

275. Eom JS, Song WJ, Yoo H, Jeong BH, Lee HY, Koh WJ, Jeon K, Park HY. Chronic obstructive pulmonary disease severity is associated with severe pneumonia. Ann Thorac Med. 2015 Apr-Jun;10(2):105-111.

276. Ko Y, Yoo JG, Yi CA, Lee KS, Jeon K, Um SW, Koh WJ, Suh GY, Chung MP, Kwon OJ, Kim H. Changes in the flow-volume curve according to the degree of stenosis in patients with unilateral main bronchial stenosis. Clin Exp Otorhinolaryngol. 2015 Jun;8(2):161-166.

277. Jung YJ, Woo HI, Jeon K, Koh WJ, Jang DK, Cha HS, Koh EM, Lee NY, Kang ES. The significance of sensitive interferon gamma release assays for diagnosis of latent tuberculosis infection in patients receiving tumor necrosis factor-a antagonist therapy. PLoS One. 2015 Oct 16;10(10):e0141033.

278. Ichikawa K, van Ingen J, Koh WJ, Wagner D, Salfinger M, Inagaki T, Uchiya KI, Nakagawa T, Ogawa K, Yamada K, Yagi T. Genetic diversity of clinical *Mycobacterium avium* subsp. *hominissuis* and *Mycobacterium intracellulare* isolates causing pulmonary diseases recovered from different geographical regions. Infect Genet Evol. 2015 Oct 3;36:250-255.

279. Kim JS, Kim WS, Choi HH, Kim HM, Kwon KW, Han SJ, Cha SB, Cho SN, Koh WJ, Shin SJ. *Mycobacterium tuberculosis* MmsA, a novel immunostimulatory antigen, induces dendritic cell activation and promotes Th1 cell-type immune responses. Cell Immunol. 2015 Nov-Dec;298(1-2):115-125.

280. Kang HK, Park HY, Jeong BH, Koh WJ, Lim SY. Relationship between forced vital capacity and Framingham Cardiovascular Risk Score beyond the

presence of metabolic syndrome: the fourth Korea National Health and Nutrition Examination Survey. Medicine (Baltimore). 2015 Nov;94(47):e2089.

281. Park HY, Lee H, Koh WJ, Kim S, Jeong I, Koo HK, Kim TH, Kim JW, Kim WJ, Oh YM, Sin DD, Lim SY, Lee SD. Association of blood eosinophils and plasma periostin with FEV1 response after 3-month inhaled corticosteroid and long-acting beta2-agonist treatment in stable COPD patients. Int J Chron Obstruct Pulmon Dis. 2015 Dec;11:23-30.

282. Yew WW, Koh WJ. Emerging strategies for the treatment of pulmonary tuberculosis: promise and limitations? Korean J Intern Med. 2016 Jan;31(1):15-29.

283. Kim W, Lee KS, Kim HS, Koh WJ, Jeong BH, Chung MJ, Jang HW. CT and microbiologic follow-up in primary multidrug-resistant pulmonary tuberculosis. Acta Radiol. 2016 Feb;57(2):197-204.

284. Kang YA, Shim TS, Koh WJ, Lee SH, Lee CH, Choi JC, Lee JH, Jang SH, Yoo KH, Jung KH, Kim KU, Choi SB, Ryu YJ, Kim KC, Um S, Kwon YS, Kim YH, Choi WI, Jeon K, Hwang YI, Kim SJ, Lee HK, Heo E, Yim JJ. Choice between levofloxacin and moxifloxacin and multidrug-resistant tuberculosis treatment outcomes. Ann Am Thorac Soc. 2016 Mar;13(3):364-370.

285. Fox GJ, Mitnick CD, Benedetti A, Chan ED, Becerra M, Chiang CY, Keshavjee S, Koh WJ, Shiraishi Y, Viiklepp P, Yim JJ, Pasvol G, Robert J, Shim TS, Shin SS, Menzies D; collaborative group for meta-analysis of individual patient data in MDR-TB. Surgery as an adjunctive treatment for multi-

drug-resistant tuberculosis: an individual patient data metaanalysis. Clin Infect Dis. 2016 Apr 1;62(7):887-895.

286. Lee H, Chang B, Kim K, Song WJ, Chon HR, Kang HK, Kim JS, Jeong BH, Oh YM, Koh WJ, Park HY. Clinical utility of additional measurement of total lung capacity in diagnosing obstructive lung disease in subjects with restrictive pattern of spirometry. Respir Care. 2016 Apr;61(4):475-482.

287. Jung YJ, Kim JY, Song DJ, Koh WJ, Huh HJ, Ki CS, Lee NY. Evaluation of three real-time PCR assays for differential identification of *Mycobacterium tuberculosis* complex and nontuberculous mycobacteria species in liquid culture media. Diagn Microbiol Infect Dis. 2016 Jun;85(2):186-191.

288. Kim JS, Cha SH, Kim WS, Han SJ, Cha SB, Kim HM, Kwon KW, Kim SJ, Choi HH, Lee J, Cho SN, Koh WJ, Park YM, Shin SJ. A novel therapeutic approach using mesenchymal stem cells to protect against *Mycobacterium abscessus*. Stem Cells. 2016 Jul;34(7):1957-1970.

289. Lim AY, Lee GY, Jang SY, Gwag HB, Choi SH, Jeon ES, Cha HS, Sung K, Kim YW, Kim SM, Choe YH, Koh WJ, Kim DK. Comparison of clinical characteristics in patients with Takayasu arteritis with and without concomitant tuberculosis. Heart Vessels. 2016 Aug;31(8):1277-1284.

290. Jeong SH, Lee H, Carriere KC, Shin SH, Moon SM, Jeong BH, Koh WJ, Park HY. Comorbidity as a contributor to frequent severe acute exacerbation in COPD patients. Int J Chron Obstruct Pulmon Dis. 2016 Aug 4;11:1857-1865.

291. Jeong HJ, Lee H, Carriere KC, Kim JH, Han JH, Shin B, Jeong BH, Koh

WJ, Kwon OJ, Park HY. Effects of long-term bronchodilators in bronchiectasis patients with airflow limitation based on bronchodilator response at baseline. Int J Chron Obstruct Pulmon Dis. 2016 Nov 7;11:2757-2764.

292. Kang HK, Kim K, Lee H, Jeong BH, Koh WJ, Park HY. COPD assessment test score and serum C-reactive protein levels in stable COPD patients. Int J Chron Obstruct Pulmon Dis. 2016 Dec 8;11:3137-3143.

293. Yang M, Huh HJ, Kwon HJ, Kim JY, Song DJ, Koh WJ, Ki CS, Lee NY. Comparative evaluation of the AdvanSure Mycobacteria GenoBlot assay and the GenoType Mycobacterium CM/AS assay for the identification of non-tuberculous mycobacteria. J Med Microbiol. 2016 Dec;65(12):1422-1428.

294. Fox GJ, Benedetti A, Cox H, Koh WJ, Viiklepp P, Ahuja S, Pasvol G, Menzies D; Collaborative Group for Meta-Analysis of Individual Patient Data in MDR-TB. Group 5 drugs for multidrug-resistant tuberculosis: individual patient data meta-analysis. Eur Respir J. 2017 Jan 3;49(1):1600993.

295. Shin B, Shin S, Chung MJ, Lee H, Koh WJ, Kim H, Park HY. Different histological subtypes of peripheral lung cancer based on emphysema distribution in patients with both airflow limitation and CT-determined emphysema. Lung Cancer. 2017 Feb;104:106-110.

296. Shin B, Lee H, Kang D, Jeong BH, Kang HK, Chon HR, Koh WJ, Chung MP, Guallar E, Cho J, Park HY. Airflow limitation severity and post-operative pulmonary complications following extra-pulmonary surgery in COPD patients. Respirology. 2017 Jul;22(5):935-941

부록. 이력 및 업적

297. Jeon K, Yoo H, Jeong BH, Park HY, Koh WJ, Suh GY, Guallar E. Functional status and mortality prediction in community-acquired pneumonia. Respirology. 2017 Oct;22(7):1400-1406.

298. Park JE, Huh HJ, Koh WJ, Song DJ, Ki CS, Lee NY. Performance evaluation of the Cobas TaqMan MTB assay in respiratory specimens according to clinical application. Int J Infect Dis. 2017 Nov;64:42-46.

299. Mok J, Kang H, Hwang SH, Park JS, Kang B, Lee T, Koh WJ, Yim JJ, Jeon D. Interim outcomes of delamanid for the treatment of MDR- and XDR-TB in South Korea. J Antimicrob Chemother. 2018 Feb;73(2):503-508.

300. van Ingen J, Aksamit T, Andrejak C, Böttger EC, Cambau E, Daley CL, Griffith DE, Guglielmetti L, Holland SM, Huitt GA, Koh WJ, Lange C, Leitman P, Marras TK, Morimoto K, Olivier KN, Santin M, Stout JE, Thomson R, Tortoli E, Wallace RJ Jr, Winthrop KL, Wagner D; for NTM-NET. Treatment outcome definitions in nontuberculous mycobacterial pulmonary disease: an NTM-NET consensus statement. Eur Respir J. 2018 Mar;51(3): 1800170.

301. Fregonese F, Ahuja SD, Akkerman OW, Arakaki-Sanchez D, Ayakaka I, Baghaei P, Bang D, Bastos M, Benedetti A, Bonnet M, Cattamanchi A, Cegielski P, Chien JY, Cox H, Dedicoat M, Erkens C, Escalante P, Falzon D, Garcia-Prats AJ, Gegia M, Gillespie SH, Glynn JR, Goldberg S, Griffith D, Jacobson KR, Johnston JC, Jones-López EC, Khan A, Koh WJ, Kritski A, Lan ZY, Lee JH, Li PZ, Maciel EL, Galliez RM, Merle CSC, Munang M, Narendran G, Nguyen VN, Nunn A, Ohkado A, Park JS, Phillips PPJ,

Ponnuraja C, Reves R, Romanowski K, Seung K, Schaaf HS, Skrahina A, Soolingen DV, Tabarsi P, Trajman A, Trieu L, Banurekha VV, Viiklepp P, Wang JY, Yoshiyama T, Menzies D. Comparison of different treatments for isoniazid-resistant tuberculosis: an individual patient data meta-analysis. Lancet Respir Med. 2018 Apr;6(4):265-275.

Publications in non-SCI(E) Journals: as the first or corresponding author

302. 고원중, 김철현, 장승훈, 유철규, 김영환, 한성구, 심영수, 이재호, 정희순. 고립성 폐결절에 대한 진단적 접근: 악성결절과 양성결절의 감별 지표에 대한 재검토. 결핵 및 호흡기질환. 1996 Aug;43(4):500-518.

303. 고원중, 이재호, 유철규, 김영환, 정희순, 심영수, 한성구, 임정기, 성숙환, 김주현. 다제내성 폐결핵의 치료에서 폐절제술의 보조적인 역할. 결핵 및 호흡기질환. 1997 Oct;44(5):975-991.

304. 고원중, 주영수, 김태엽, 박재성, 유승도, 최광수, 백도명, 한성구, 심영수. 우리나라 성인여성에서 정상 폐활량 예측을 위한 양팔벌린 손끝길이와 신장과의 관계. 결핵 및 호흡기질환. 1999 Jun;46(6):786-794.

305. 고원중, 권오정, 유창민, 전경만, 서지영, 정만표, 김호중, 한상원, 박선영, 이남용. 항산균 도말양성 객담에서 비결핵성 마이코박테리아의 분리 비율. 결핵 및 호흡기질환. 2003 Jan;54(1):22-32.

306. 고원중, 권오정, 강은해, 전익수, 편유장, 함형석, 서지영, 정만표, 김호중, 한대희, 김태성, 이경수. *Mycobacterium avium* complex 폐질환 환자의 임상적 특징. 결핵 및 호흡기질환. 2003 Jan;54(1):33-44.

307. 고원중, 권오정, 강은해, 전익수, 편유장, 함형석, 서지영, 정만표, 김호중,

한대희, 김태성, 이경수. *Mycobacterium abscessus* 폐질환 환자 12명의 임상적, 방사선학적 특징. 결핵 및 호흡기질환. 2003 Jan;54(1):45-56.

308. 안영미, 고원중, 김철홍, 임성용, 안창혁, 서지영, 정만표, 김호중, 권오정. 제한성 환기장애의 진단에서 폐활량검사의 정확성. 결핵 및 호흡기질환. 2003 Mar;54(3):330-337.

309. 고원중, 권오정, 서지영, 정만표, 김호중, 이남용, 김태성, 이경수, 박은미, 박영길, 배길한. *Mycobacterium kansasii*에 의한 비결핵성 마이코박테리아 폐질환 3예. 결핵 및 호흡기질환. 2003 Apr;54(4):459-466.

310. 고원중, 권오정, 강은해, 서지영, 정만표, 김호중, 김관민, 이남용, 한정호, 김태성, 이경수. 내과적 치료와 함께 폐절제술을 시행하여 균음전에 성공한 *Mycobacterium avium* 폐질환 1례. 결핵 및 호흡기질환. 2003 Jun;54(6):621-627.

311. 유창민, 고원중, 김경찬, 이병훈, 황정혜, 강은해, 서지영, 정만표, 김호중, 권오정, 기창석, 김종원. 기관지 확장증을 동반한 X연관 무감마글로불린혈증 1예. 결핵 및 호흡기질환. 2003 Jun;54(6):628-634. (corresponding author)

312. 고원중, 권오정, 함형석, 서지영, 정만표, 김호중, 한대희, 김태성, 이경수, 이남용, 박은미, 박영길, 배길한. 호흡기 검체에서 분리된 비결핵성 마이코박테리아의 임상적 의의. 대한내과학회지. 2003 Jul;65(1):10-21.

313. 고원중, 권오정, 김철홍, 안영미, 임성용, 윤종욱, 황정혜, 서지영, 정만표, 김호중, 이정욱, 서진숙. 한 민간종합병원에서 진단된 폐결핵 환자의 특성과 치료성적. 결핵 및 호흡기질환. 2003 Aug;55(2):154-164.

314. 김경찬, 고원중, 권오정, 이병훈, 황정혜, 강은해, 서지영, 정만표, 김호중,

한정호, 고영혜, 김진국, 김태성, 이경수. 성인에서 발생한 종격동 림프관종 3례. 결핵 및 호흡기질환. 2003 Sep;55(3):303-310. (corresponding author)

315. 고원중, 한정호. 젊은 남성에서 우연히 발견된 폐종괴. 결핵 및 호흡기질환. 2003 Dec;55(6):612-615.

316. 고원중, 권오정. 비결핵성 마이코박테리아 폐질환의 치료. 결핵 및 호흡기질환. 2004 Jan;56(1):5-17.

317. 고원중, 권오정, 유창민, 전경만, 김경찬, 이병훈, 황정혜, 강은해, 서지영, 정만표, 김호중. Isoniazid 내성 폐결핵의 치료실태와 치료성적. 결핵 및 호흡기질환. 2004 Mar;56(3):248-260.

318. 강은해, 고원중, 권오정, 김경찬, 이병훈, 황정혜, 서지영, 정만표, 김호중, 이경수. 폐결핵이 의심되는 성인 환자에서 투베르쿨린 검사의 유용성. 결핵 및 호흡기질환. 2004 Mar;56(3):268-279. (corresponding author)

319. 고원중, 권오정. 민간의료부문의 결핵 환자 치료 현황. 결핵 및 호흡기질환. 2004 May;56(5):443-449.

320. 고원중, 이승준, 강민종, 이훈재. [결핵 및 호흡기질환] 게재 논문의 통계적 기법 활용에 대한 평가. Tuberc Respir Dis. 2004 Aug;57(2):168-179.

321. 고원중, 권오정, 강은해, 서지영, 정만표, 김호중, 정명진, 김태성, 이경수, 이남용, 박영길, 배길한. *Mycobacterium avium* complex (MAC) 폐질환의 치료성적. Tuberc Respir Dis. 2004 Sep;57(3):234-241.

322. 전경만, 고원중, 권오정, 강은해, 서지영, 정만표, 김호중, 김태성, 이경수, 이남용, 한정호. 비결핵항산균폐질환의 진단에서 기관지내시경술의 유용성. Tuberc Respir Dis. 2004 Sep;57(3):242-249. (corresponding author)

323. 유창민, 고원중, 류연주, 전경만, 최재철, 강은해, 서지영, 정만표, 김호중,

권오정, 이장호, 기창석, 이남용. 객담 도말 양성 환자에서 폐결핵과 비결핵항산균폐질환의 구별을 위한 결핵균 PCR 검사의 유용성. Tuberc Respir Dis. 2004 Dec;57(6):528-534. (corresponding author)

324. 황정혜, <u>고원중</u>, 이신혜, 김은주, 강은해, 서지영, 김호중, 정만표, 권오정. 파종성 결핵 환자에서 interferon-g 수용체의 부분결핍에 관한 연구. Tuberc Respir Dis. 2005 Jan;58(1): 11-17. (corresponding author)

325. <u>고원중</u>, 한정호. 면역 기능이 정상인 성인에서 발생한 폐렴. Tuberc Respir Dis. 2005 Mar;58(3):291-294.

326. <u>고원중</u>, 권오정. 폐결핵의 진단과 치료. Tuberc Respir Dis. 2005 May;58(5):438-451.

327. 최재철, <u>고원중</u>, 권용수, 류연주, 유창민, 전경만, 강은해, 서지영, 정만표, 김호중, 권오정, 김태성, 이경수, 한정호. 기관지 방선균증의 임상적 고찰. Tuberc Respir Dis. 2005 Jun;58(6):576-581. (corresponding author)

328. 권용수, <u>고원중</u>, 권오정, 이남용, 한정호, 이경수, 심영목. 항생제 치료와 함께 폐절제술을 시행하여 치료에 성공한 *Mycobacterium abscessus* 폐질환 1예. 대한내과학회지. 2005 Oct;60(4):424-427. (corresponding author)

329. <u>고원중</u>, 권오정. 비결핵항산균폐질환. Tuberc Respir Dis. 2005 Oct;59(Suppl 2):284-298.

330. <u>고원중</u>, 권오정. 비결핵항산균폐질환. 대한의사협회지. 2006 Sep;49(9):806-816.

331. 이유지, <u>고원중</u>, 박혜윤, 신재욱, 신준암, 강나리, 정혜원. 급성 폐렴으로 발현한 *Mycobacaterium intracellulare* 폐질환. 대한내과학회지. 2006 Dec;71(6):678-682. (corresponding author)

332. 최경아, <u>고원중</u>, 이경수, 한정호, 김관민. 폐실질내 다발성 낭종으로 발현한 기관지기원낭. Tuberc Respir Dis. 2007 Jan;62(1):71-73. (corresponding author)

333. 권용수, <u>고원중</u>, 김호중, 한정호, 이경수, 심영목. 기관지내 신경집종 2예 및 국내에서 보고된 증례에 대한 조사. Tuberc Respir Dis. 2007 Feb;62(2):129-133. (corresponding author)

334. <u>고원중</u>, 권오정. 비결핵항산균폐질환의 진단과 치료. 대한내과학회지. 2008 Feb;74(2):120-131.

335. 박성훈, 서지영, 정만표, 김호중, 권오정, <u>고원중</u>. 경구용 항생제 치료로 균음전에 성공한 *Mycobacterium fortuitum* 폐질환 1례. Tuberc Respir Dis. 2008 Apr;64(4):293-297. (corresponding author)

336. 곽수영, 배선윤, 윤원경, 김민영, 김윤정, 최문기, <u>고원중</u>. 홍수를 동반한 *Mycobacterium intracellulare* 폐질환. 대한내과학회지. 2008 Oct;75(4):475-478. (corresponding author)

337. <u>고원중</u>. 비결핵항산균폐질환의 진단과 치료. 녹십자의보. 2008 Oct;36(5):328-334.

338. <u>Koh WJ</u>, Choi GE, Lee NY, Shin SJ. Nontuberculous mycobacterial lung disease caused by *Mycobacterium terrae* in a patient with bronchiectasis. Tuberc Respir Dis (Seoul). 2012 Feb;72(2):173-176.

339. Sim YS, Kim SY, Kim EJ, Shin SJ, <u>Koh WJ</u>. Impaired expression of MAPK is associated with the downregulation of TNF-a, IL-6, and IL-10 in *Mycobacterium abscessus* lung disease. Tuberc Respir Dis (Seoul). 2012 Mar;72(3):275-283. (corresponding author)

340. 고원중, 박영길, 김창기. *Mycobacterium bovis*와 *Mycobacterium tuberculosis* 감염증의 구별 [Letter]. 대한내과학회지. 2012 Oct;83(4):550-551. (corresponding author)

341. Jeong BH, Song JU, Kim W, Han SG, Ko Y, Song J, Chang B, Hong G, Kim SY, Choi GE, Shin SJ, Koh WJ. Nontuberculous mycobacterial lung disease caused by *Mycobacterium lentiflavum* in a patient with bronchiectasis. Tuberc Respir Dis (Seoul). 2013 Apr;74(4):187-190. (corresponding author)

342. Ko Y, Kim W, Shin BS, Yoo H, Eom JS, Lee JH, Jhun BW, Kim SY, Choi GE, Shin SJ, Koh WJ. Nontuberculous mycobacterial lung disease caused by *Mycobacterium chelonae*: a case report. Tuberc Respir Dis (Seoul). 2013 Apr;74(4):191-194. (corresponding author)

343. Chang B, Han SG, Kim W, Ko Y, Song J, Hong G, Eom JS, Lee JH, Jhun BW, Koh WJ. Normalization of elevated CA 19-9 level after treatment in a patient with the nodular bronchiectatic form of *Mycobacterium abscessus* lung disease. Tuberc Respir Dis (Seoul). 2013 Jul;75(1):25-27. (corresponding author)

344. Koh WJ, Chang B, Jeong BH, Jeon K, Kim SY, Lee NY, Ki CS, Kwon OJ. Increasing recovery of nontuberculous mycobacteria from respiratory specimens over a 10-year period in a tertiary referral hospital in South Korea. Tuberc Respir Dis (Seoul). 2013 Nov;75(5):199-204. (corresponding author)

345. Jeong BH, Kim SY, Jeon K, Huh HJ, Ki CS, Lee NY, Shin SJ, Koh WJ. The first Korean case of nontuberculous mycobacterial lung disease caused by *Mycobacterium abscessus* subspecies *bolletii* in a patient with bronchiectasis.

Tuberc Respir Dis (Seoul). 2014 Jan;76(1):30-33. (corresponding author)

346. Song J, Hong G, Song JU, Kim W, Han SG, Ko Y, Chang B, Jeong BH, Eom JS, Lee JH, Jhun BW, Jeon K, Kim HK, Koh WJ. A case of pleural paragonimiasis confused with tuberculous pleurisy. Tuberc Respir Dis (Seoul). 2014 Apr;76(4):175-178. (corresponding author)

347. Kwon YS, Koh WJ. Diagnosis of pulmonary tuberculosis and nontuberculous mycobacterial lung disease in Korea. Tuberc Respir Dis (Seoul). 2014 Jul;77(1):1-5. (corresponding author)

348. Kim JH, Song WJ, Jun JE, Ryu DH, Lee JE, Jeong HJ, Jeong SH, Kang HK, Kim JS, Lee H, Chon HR, Jeon K, Kim D, Kim J, Koh WJ. *Mycobacterium abscessus* lung disease in a patient with Kartagener syndrome. Tuberc Respir Dis (Seoul). 2014 Sep;77(3):136-140. (corresponding author)

349. 정호중, 김정훈, 유덕현, 이지은, 전지은, 정숙현, 고원중. 낭성 섬유증 환자에서 발생한 *Mycobacterium abscessus* 폐질환 증례. 대한내과학회지 2015 Jan;88(1):74-77. (corresponding author)

350. Kim HI, Kim JW, Kim JY, Kim YN, Kim JH, Jeong BH, Chung MJ, Koh WJ. Isolated endobronchial *Mycobacterium avium* disease associated with lobar atelectasis in an immunocompetent young adult: a case report and literature review. Tuberc Respir Dis (Seoul). 2015 Oct;78(4):412-415. (corresponding author)

351. Moon SM, Kim SY, Chung MJ, Lee SH, Shin SJ, Koh WJ. Nontuberculous mycobacterial lung disease caused by *Mycobacterium shinjukuense*: the first reported case in Korea. Tuberc Respir Dis (Seoul). 2015 Oct;78(4):416-418.

부록. 이력 및 업적

(corresponding author)

352. Jeong SH, Kim SY, Lee H, Ham JS, Hwang KB, Hwang S, Shin SH, Chung MJ, Lee SH, Shin SJ, Koh WJ. Nontuberculous mycobacterial lung disease caused by *Mycobacterium simiae*: the first reported case in South Korea. Tuberc Respir Dis (Seoul). 2015 Oct;78(4):432-435. (corresponding author)

353. Ryu YJ, Koh WJ, Daley CL. Diagnosis and treatment of nontuberculous mycobacterial lung disease: clinicians' perspectives. Tuberc Respir Dis (Seoul). 2016 Apr;79(2):74-84 (co-first author)

354. Koh WJ. Progression of tuberculous pleurisy: from a lymphocyte-predominant free-flowing effusion to a neutrophil-predominant loculated effusion (editorial). Tuberc Respir Dis (Seoul). 2017 Jan;80(1):90-92. (corresponding author)

355. Koh WJ. Nontuberculous mycobacteria-overview. Microbiol Spectr. 2017 Jan;5(1). doi: 10.1128/microbiolspec.TNMI7-0024-2016.

356. Kim SY, Koh WJ, Park HY, Jeon K, Lee SY, Yim JJ, Shin SJ. Down-regulation of serum high-mobility group box 1 protein in patients with pulmonary tuberculosis and nontuberculous mycobacterial lung disease. Tuberc Respir Dis (Seoul). 2017 Apr;80(2):153-158. (co-first author)

357. Kim SY, Han SA, Kim DH, Koh WJ. Nontuberculous mycobacterial lung disease: ecology, microbiology, pathogenesis, and antibiotic resistance mechanisms. Precis Future Med. 2017 Sep;1(3)99-114. (corresponding author)

Publications in Korean Journals: as the co-author

358. 장승훈, 김철현, <u>고원중</u>, 유철규, 김영환, 한성구, 심영수. 경피적 폐생검의 진단성적 및 합병증. 결핵 및 호흡기질환. 1996 Dec;43(6):916-924.

359. 김철현, <u>고원중</u>, 장승훈, 유철규, 김영환, 허대석, 한성구, 심영수. 미만성 범세기관지염 환자의 Erythromycin 치료후 장기 경과. 대한내과학회지. 1997 Mar;53(3):414-419.

360. 장승훈, <u>고원중</u>, 김철현, 정경해, 이재호, 정희순, 한성구. X-관련성 저감 마글로브린 혈증(X-linked Agammaglobulinemia) 1예. 대한내과학회지. 1997 Mar;53(3):426-430.

361. 이상민, <u>고원중</u>, 윤호일, 최승호, 황보빈, 박계영, 유철규, 이춘택, 김영환, 한성구, 심영수. 폐암에서 진단수기의 조직학적 분류의 정확성에 관한 연구. 결핵 및 호흡기질환. 1999 Oct;47(4):488-497.

362. 이재호, <u>고원중</u>, 이찬주, 정희순. 객혈에서 굴곡성 기관지경의 출혈부위 결정을 위한 적절한 시행시기 및 그 유용성. 결핵 및 호흡기질환. 2000 Sep;49(3):353-364.

363. 안창혁, 고영민, 박정웅, 서지영, <u>고원중</u>, 임성용, 김철홍, 안영미, 정만표, 김호중, 권오정. 토끼의 정상 폐 모델에서 부분액체환기시 가스교환에 영향을 주는 인자들에 대한 연구. 결핵 및 호흡기질환. 2002 Jan;52(1):14-23.

364. 임성용, <u>고원중</u>, 김철홍, 안영미, 권영미, 강경우, 김호철, 서지영, 정만표, 임시영, 김호중, 권오정. 폐암 환자의 말초혈액에서 Matrix metalloprotein-ase-9 및 Streptomysin-3의 발현. 결핵 및 호흡기질환. 2002 Feb;52(2):107-116.

365. 김호중, <u>고원중</u>, 서지영, 정만표, 김진국, 서수원, 권오정. Nd-YAG laser를

이용한 기관협착 동물모델에서 Natural 스텐트의 안전성 및 유효성: Du-
mon 스텐트와의 비교실험. 결핵 및 호흡기질환. 2002 Oct;53(4):431-438.

366. 안창혁, 임성용, 서지영, 박계영, 박정웅, 정성환, 임시영, 위미숙, <u>고원중</u>,
정만표, 김호중, 권오정. 심한 저산소혈증 환자에서 기관지폐포세척술 시
안면마스크를 이용한 지속성 기도양압의 유용성. 결핵 및 호흡기질환.
2003 Jan;54(1):71-79.

367. 김철홍, <u>고원중</u>, 권오정, 안영미, 임성용, 안창혁, 윤종욱, 황정혜, 서지
영, 정만표, 김호중. 새로운 국가결핵감시체계 시행 후 민간종합병원에
서 작성된 결핵정보관리보고서의 정확도 조사. 결핵 및 호흡기질환. 2003
Feb;54(2):178-190.

368. 전익수, 서지영, <u>고원중</u>, 편유장, 강은해, 함형석, 위미숙, 정만표, 김호
중, 권오정. 스테로이드를 투여한 후기 급성호흡곤란증후군 환자에
서 시간경과에 따른 생리학적 지표의 변화. 결핵 및 호흡기질환. 2003
Apr;54(4):429-438.

369. 전경만, 정만표, 신성철, 유창민, <u>고원중</u>, 서지영, 김호중, 권오정, 김태성,
이경수, 한정호. 통상성 간질성 폐렴과 비특이성 간질성 폐렴의 치료에 있
어 Cyclophosphamide의 역할. 결핵 및 호흡기질환. 2003 Aug;55(2):175-
187.

370. 편유장, 서지영, <u>고원중</u>, 유창민, 전경만, 전익수, 함형석, 강은해, 정만표,
김호중, 권오정. 기계환기중인 환자에서 기관지내시경 검사에 따른 생리
적 변화. 결핵 및 호흡기질환. 2004 May;56(5):523-531.

371. 황정혜, 정만표, 강은해, 김경찬, 이병훈, <u>고원중</u>, 서지영, 김호중, 이경수,
한정호, 권오정. 특발성 폐섬유화증에서 Interferon gamma-1b 치료의 단

기 임상경험. 결핵 및 호흡기질환. 2004 Jun;56(6):619-627.

372. 심태선, 고원중, 임재준, 류우진. 국내에서 잠복결핵의 진단 및 치료. Tuberc Respir Dis. 2004 Aug;57(2):101-117.

373. 박영길, 유희경, 박찬홍, 류성원, 이승헌, 심명섭, 류우진, 고원중, 권오정, 조상래, 배길한. 역교잡 방법을 이용한 결핵균 embB 유전자 돌연변이 검출. Tuberc Respir Dis. 2005 Feb;58(2):129-134.

374. 김승준, 김명숙, 이상학, 김영균, 문화식, 박성학, 이상엽, 인광호, 이창률, 김영삼, 김형중, 안철민, 김성규, 김경록, 차승익, 정태훈, 김미옥, 박성수, 최천웅, 유지홍, 강홍모, 고원중, 함형석, 강은해, 권오정, 이양덕, 이흥범, 이용철, 이양근, 신원혁, 권성연, 김우진, 유철규, 김영환, 심영수, 한성구, 박혜경, 김윤성, 이민기, 박순규, 김미혜, 리원연, 용석중, 신계철, 최병휘, 오연목, 임채만, 이상도, 김우성, 김동순, 정성수, 김주옥, 고영춘, 김영철, 유남수. 만성폐쇄성폐질환 환자에서 Tiotropium 1일 1회, 1회 18mg 요법과 Ipratropium 1일 4회, 1회 40mg 요법의 치료효과 및 안전성 비교. Tuberc Respir Dis. 2005 May;58(5):498-506.

375. 권용수, 정만표, 전경만, 류연주, 유창민, 최재철, 강은해, 고원중, 서지영, 김호중, 권오정. 한 3차 병원에서 2년간 전향적으로 등록된 DILD 환자의 원인, 진단 수기 및 치료 현황. Tuberc Respir Dis. 2005 Jun;58(6):570-575.

376. 박영길, 박찬홍, 고원중, 권오정, 김범준, 국윤호, 조상래, 장철훈, 배길한. 결핵균에서 gyrA 유전자 돌연변이에 따른 Fluoroquinolone계 약제들의 교차내성. Tuberc Respir Dis. 2005 Sep;59(3):250-256.

377. 박영길, Sonya Shin, 김상재, 고원중, 권오정, 김범준, 국윤호, 조상래, 류우진, 배길한. 임상에서 분리된 에탐부톨 감수성 균에서의 embB 유전자 돌

부록. 이력 및 업적

연변이에 대한 고찰. Tuberc Respir Dis. 2005 Sep;59(3):266-271.

378. 임성용, 서지영, 경선영, 안창혁, 박정웅, 이상표, 정성환, 함형석, 안영미, 임시영, <u>고원중</u>, 정만표, 김호중, 권오정. 발관 실패의 위험 인자 및 발관 후 천음과 재삽관의 예측에 있어 Cuff Leak Test의 유용성과 의미 분석. Tuberc Respir Dis. 2006 Jul;61(1):34-40.

379. Kwon YS, Kim H, Kang KW, <u>Koh WJ</u>, Suh GY, Chung MP, Kwon OJ. The role of ballooning in patients with post-tuberculosis bronchial stenosis. J Lung Dis. 2006 Dec;1(1):16-21.

380. 한아름, 권오정, 권용수, 신재욱, <u>고원중</u>, 조은윤, 정세민. 간유리 음영의 고립성 폐결절로 발현한 Atypical adenomatous hyperplasia 1예. 대한내과학회지 2007 May;72(Suppl 2):S221-224.

381. 김수현, 김호중, 권오정, 정만표, 서지영, <u>고원중</u>, 함초롬, 남해성, 엄상원, 권용수, 박성훈. 말초 비소세포폐암 환자에서 기관지 세척액 *MAGE* 유전자 진단의 유용성. Tuberc Respir Dis. 2008 Jan;64(1):15-21.

382. 심태선, <u>고원중</u>, 임재준, 류우진. 국내에서 잠복결핵의 치료. Tuberc Respir Dis. 2008 Aug;65(2):79-90.

383. 남해성, <u>고원중</u>, 서지영, 정만표, 권오정, 김호중. 성인의 재발성 호흡기계 유두종증 환자에서 장기간 인터페론 치료의 유효성. Tuberc Respir Dis. 2008 Nov;65(5):390-395.

384. 박성훈, <u>고원중</u>, 정만표, 김호중, 권오정, 강원기, 정철원, 안진석, 서지영. 중환자실에 입원하는 혈액종양 환자의 예후 예측에 있어 Simplified Acute Physiology Score II (SAPS II)와 Sequential Organ Failure Assessment (SOFA) Score의 유용성. 대한중환자의학회지. 2009 Apr;24(1):4-10.

385. Kwon YS, Kim H, Kang KW, Koh WJ, Suh GY, Chung MP, Kwon OJ. The role of ballooning in patients with post-tuberculosis bronchial stenosis. Tuberc Respir Dis. 2009 Nov;66(6):431-436.

386. Lee JH, Jeon K, Koh WJ, Suh GY, Chung MP, Kim H, Kwon OJ, Han J, Um SW. Usefulness of photodynamic therapy in the management of early central lung cancer: a report of three cases. Tuberc Respir Dis. 2009 Oct;67(4):338-344.

387. Jeon K, Song JU, Um SW, Koh WJ, Suh GY, Chung MP, Kwon OJ, Han J, Kim H. Bronchoscopic findings of pulmonary paragonimiasis. Tuberc Respir Dis. 2009 Dec;67(6):512-516.

388. 박맹렬, 박소영, 전경만, 고원중, 정만표, 김호중, 권오정, 서지영, 안진석, 안명주, 임호영. 항암화학요법을 받은 고형암 환자들의 중증 의료관련폐렴의 임상상. 대한중환자의학회지. 2009 Dec;24(3):140-144.

389. 옥창수, 이준행, 노정원, 손서영, 장복순, 구본호, 고원중, 성창옥. X 연관성 무감마글로불린혈증 환자에서 발생한 위샘암종 1예. Korean J Gastrointest Endosc 2010 Jan;40(1):27-30.

390. Park YK, Lee SH, Kim SY, Ryoo SW, Kim CK, Kim HJ, Cho EH, Yoo BH, Lee JK, Koh WJ. Interferon-g release assay among tuberculin skin test positive students in Korean high schools. Tuberc Respir Dis. 2010 Jun;68(6):328-333.

391. 박진경, 고원중, 김덕겸, 김은경, 김유일, 김희진, 김태형, 김재열, 박무석, 박이내, 박재석, 이기만, 송숙희, 이진화, 이승헌, 이혁표, 임재준, 제갈양진, 정기환, 허진원, 최재철, 심태선. 국내 민간병원에서 치료한 다

제내성결핵 환자의 치료 결과 및 예후 인자. Tuberc Respir Dis. 2010 Aug;69(2):95-102.

392. 김혜정, 배소영, 성영경, 송송이, 전경만, <u>고원중</u>, 서지영, 정만표, 김호중, 권오정, 한정호, 엄상원. 성인의 기관에 발생된 모세관 혈관종. Tuberc Respir Dis. 2010 Nov;69(5):385-388.

393. 박성범, 박실비아, 방선하, 김은경, 전경만, <u>고원중</u>, 서지영, 정만표, 김호중, 권오정, 고영혜, 엄상원. 중간 세로칸 악성 곁신경결종. Tuberc Respir Dis. 2011 Feb;70(2):165-169.

394. Wang HY, Jin H, Bang H, Choi YI, Park EM, <u>Koh WJ</u>, Lee H. Evaluation of MolecuTech Real MTB-ID for MTB/NTM detection using direct specimens. Korean J Clin Microbiol. 2011 Sep;14(3):103-109.

395. Kang YR, Jhun BW, Jeon K, <u>Koh WJ</u>, Suh GY, Chung MP, Kim H, Kwon OJ, Han J, Um SW. Histopathologic diagnosis of pleural metastasis of renal cell carcinoma using endobronchial ultrasound-guided transbronchial needle aspiration. Tuberc Respir Dis (Seoul). 2011 Nov;71(5):355-358.

396. Kang SM, <u>Koh WJ</u>, Suh GY, Chung MP, Han J, Kim H, Kwon OJ, Um SW. Association of p53 expression with metabolic features of stage I non-small cell lung cancer. Tuberc Respir Dis (Seoul). 2011 Dec;71(6):417-424.

397. 홍구현, 전경만, 엄상원, <u>고원중</u>, 서지영, 정만표, 권오정, 김호중. Natural Stent로 치료한 Metallic Stent 삽입 후 재발한 악성 종양에 의한 기관기관지폐쇄 1예. 대한중환자의학회지. 2012 May;27(2):111-114.

398. Hong G, Song J, Lee KJ, Jeon K, <u>Koh WJ</u>, Suh GY, Chung MP, Kim H, Kwon OJ, Um SW. Bronchogenic cyst rupture and pneumonia after endo-

bronchial ultrasound-guided transbronchial needle aspiration: a case report. Tuberc Respir Dis (Seoul). 2013 Apr;74(4):177-180.

399. Kim D, Kim J, Lee D, Chang HS, Joh H, Koh WJ, Lee JH. Multidrug-resistant tuberculous mediastinal lymphadenitis, with an esophagomediastinal fistula, mimicking an esophageal submucosal tumor. Clin Endosc. 2016 Nov;49(6):564-569.

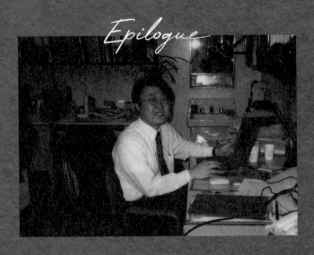

Epilogue

추모의 글

추모의 글 1

아버지를 기리며

    떠난 사람에 대한 기억은 모두에게 다르게 남아 있을 것입니다. 저에게 있어 다정한 친구이자 든든한 버팀목이었던 아버지의 모습처럼, 누군가에게는 잘 웃던 친구, 누군가에게는 의사의 길을 비춰 주었던 선배, 또 누군가에게는 끈질긴 질병을 끊어내 준 명의로 기억에 남아 있을 것입니다. 이 책은 이처럼 아버지의 다양한 모습들을 조각조각 담고 있는 앨범입니다.

    2년 전부터 울지 않겠다 다짐했지만, 처음 초고를 읽었을 때에도 지금 이 글을 적는 순간에도 눈물이 그렁그렁한 것을 막기가 힘듭니다. 제가 몰랐던 아버지의 추억들을 책에서 읽으며 그리움이 밀려왔지만, 다른 분들에게는 웃음으로 다가왔으면 좋겠습니다. 이 친구 이랬었구나, 이런 사람이었구나 떠올리며 미소를 지을 수 있으면 좋겠습니다.

제가 아버지를 보며 배운 것은 저 사람을 따라가자, 무조건 본받자가 아니었습니다. 저와 너무도 비슷한 분이셨기에, 거울처럼 바라보며 제 삶과 가치관을 쌓아나갔습니다. 고민이 있을 때면 언제든 편하게 여쭤볼 수 있었고, 본인의 부족한 부분과 실수라 여기는 경험들을 앞세워 설명해 주시던 모습은 저에게 있어 최고의 책이자 가르침이었습니다.

아버지의 죽음도 마찬가지였습니다. 그렇게 떠나가신 것에 원망도 많았고 그리움은 셀 수조차 없었습니다. 하지만 감사하며 살려 합니다. 그렇게 살고 있습니다. 스스로 세상을 등지시면서도 아들에게 많은 것을 알려주시고 남겨주시고 간 것 같아 아직도 저는 옆에 계시지 않은 아버지를 보며 많은 것들을 배웁니다.

책을 읽으시는 다양한 분들에게도 이 책이 거울처럼 다가왔으면 좋겠습니다. 그의 짧은 삶을 보며, 세상을 등진 발자국을 보며 더 나은 의사가, 더 나은 동료가, 더 나은 스승이 되어주시길 바랍니다. 이미 꺼져버린 아버지의 등불은 돌이킬 수 없지만 그러한 일이 다시 일어나지 않을 세상을 만들기 위해 저도 주변을 밝게 비추겠다고 다시 한번 다짐합니다.

마지막으로 책을 집필해주신 권복규 교수님을 포함하여 고원중을 떠올려 주시는 모든 분들께 짧게나마 깊은 감사의 인사를 전합니다.

하나뿐인 아들
고성민

추모의 글 2

친구를 기리며

"나 연구 성과 인정받아서 상 타게 됐어. 술 한 잔 살게. ^^"

("^^")....우리 가슴 속에 그려지는 고원중 박사의 모습 그대로입니다.

다섯 명의 친구가 초등학교, 중학교를 거치면서 만나 고등학교에 이르러 '5인방'이라고 자칭하는 멤버가 되고, 그 후로 40년이 지난 지금까지 서로의 삶에 깊게 자리하게 되었습니다. 각각의 개성과 가치관이 너무도 다양하고, 취미와 취향, 그리고 사는 방식도 참으로 달라서 주위에서는 "쟤들은 참 안 어울리는 것 같은데 평생을 함께 한다"라는 이야기를 많이 들었습니다.

싸움도 한두 번 있었으나, 토론하듯이 얘기하다 보면 해결되고 정리되는 그런 5인방입니다. 그 와중에 고원중 박사는 주로 우리들의 이야기를 들어주고, 질문해주는 친구입니다. 정신없이 떠들고 나면 "결국 너희들 얘기를 다 들어보니까…" 하면서 모든 걸 정리해주는 친구. 그래서 고 박사는 가장 체구가 작고 항상 'ᴧᴧ' 이런 표정이지만 우리는 그를 '대장'이라 불렀습니다.

고교 시절에 한 멤버가 목적과는 다르게 운영되는 봉사모임에 들어오라는 선배의 권유를 받아들여 가입하려고 하자 나머지 친구들이 대책회의라고 모였는데 고원중 박사의 한마디로 결론이 났습니다.

"말려 보고, 그래도 가입하고 싶다고 하면 그때는 우리가 모두 가입해서 그 모임을 바람직하게 바꿔 버리는 수밖에."

아버님의 의료봉사 일생을 그의 방식으로 뒤따르려는 고원중 박사의 의사로서의 선택을 우리는 너무도 당연한 듯 옆에서 지켜보았고, 우리 중에서 유일하게 휴학까지 해가며 민주화 운동에 몰두할 때는 짐짓 놀라면서도 고원중답다고 받아들였던 것 같습니다.

그렇게 그는 원칙과 소신이 분명한 사람이었으나, 언제나 그것을 해결하는 방법은 'ᴧᴧ'이었으며, 사람들의 말을 먼저 들어 주고, 교감해 주고, 그들과 함께 모든 문제에 정면으로 다가서는 사람이었습니다.

고원중 박사가 허리가 아파서 진료도 연구도 잠깐 쉬어야겠다고 했을 때 "무슨 일을 그렇게 하냐. 의사가 몸 관리를 해야지"라고 쉽게 얘기해 버린 우리들. "내가 지켜온 소신을 접을 수가 없어서 병원을 그만두고 나와야겠다"고 말할 때 "원중아, 이제 행복하게 살자. 소신도 좋지만 자신을 너무 몰아세우지 마라"고 너무 쉽게 이야기했던 우리들.

주위에는 너무도 너그러우면서도 자신의 삶에는 누구보다도 치열했고 자기 자신에게 너무도 엄격했던 친구가, 우리 대장이, 많은 분들의 기억 속에 'ᄊ'로 남아 있기를 기도합니다.

5인방
나윤호, 노상범, 강병수, 진덕기

추모의 글 3

의대 동기를 대표하여

본과에 올라가서 복학생들을 처음 만나면, 누구나 다 그렇듯이 어려움 없이 척척 해내는 복학생들의 노련함과 여유에 감탄한다. 하루하루가 버거운 진입생들에겐 복학생들은 '신(神)'과 같은 존재이다. 그런데 복학생들이 사실은 '신'이 아니라는 것을 알게 되는 데는 그리 오랜 시간이 걸리지 않는다.

그러던 어느 날 고원중 교수님이 빙그레 웃으며 우리 실험 조에 나타났다. 그런데 이분은 여느 복학생과는 뭔가 달랐다. 하루하루 지나면서 공부하다가 어려운 문제가 있으면, 고원중 교수님께 물어보는 친구들이 늘어났다. 고 교수님은 어려운 문제를 아주 쉽게 농담을 섞어가며 설명해 주시곤 했다. 그 설명이 매우 논리적이었는데, 나중에 의학교육을 하면서 그러한 설명이 스키마^{schema}라는 것을 알게 되었다.

졸업 후 10여년 만에 동료로 다시 만난 고 교수님은 언제나 빙그레 웃는 모습이었고, 떠나시기 얼마 전까지도 어두움이라고는 조금도 느낄 수 없었다. 그렇기에 비보를 접하고 느낀 충격과 슬픔은 글로 적기 힘들다. 동료이기 전 가족의 주치의셨기에 혹시 결핵이 재발하면 누구에게 진료를 보아야 하는지 현실적인 걱정이 앞서기도 했다. 아마 많은 환자들이 그런 심정이었을 것이다.

대학에서 의학사를 가르치는 같은 실험 조의 권복규 교수로부터 고 교수님에 대한 책을 쓰고 싶다는 전화를 받고 고마웠다. 고 교수님께서 훌륭한 학자로서 많은 저서와 논문을 발표하셨지만, '인간 고원중'에 대한 기록은 없기에, 책을 출간하는 과정을 통해 유족들과 가까운 지인들에게 교수님과 서서히 이별할 수 있는 시간이 됨과 동시에 기록을 통해 영원히 기억되기를 바랐다. 이 책을 통해 교수님을 아는 모든 분들이 교수님을 정말로 잘 보낼 수 있기를 희망한다. 슬픔에서 벗어나 그리움이 되는, 마침표가 아닌 느낌표가 되는 계기가 되기를 바란다.

오래간만에 연락한 실험 조 동기들이 흔쾌히 출판 기금 모금에 참여하여, 하루 만에 필요한 소요 경비를 충당할 수 있었는데, 십시일반 참여한 동기들에게 감사의 인사를 전한다. 그리고 바쁜 일정에도 불구하고 책의 기획부터, 원고의 작성, 탈고, 출판까지 모든 과정을 맡아 준 권복규 교수에게 감사드린다.

권정이
성균관의대 교수, 삼성서울병원 재활의학과, 서울의대 47회 졸

추모의 글 4

학계를 대표하여

그날의 선생님의 뒷모습이 잊히지 않습니다. 유난히 쳐져 있던 그 어깨를 짓누르던 자괴감을 알지 못했습니다. 돌이켜보니 제가 힘들 때만 선생님을 찾았고, 본인의 어려움은 내색도 않고 한결같이 도와주지 못해 미안하다 하셨습니다. 그렇게 힘든 상황에서도 후배의 어려움만 걱정하셨습니다. 선생님이 떠나신 뒤 지난 2년은 어둠과 풍랑의 바다와 같습니다. 저의 등대였던 선생님이 사무치게 그립습니다.

선생님을 처음 뵌 건 2001년 응급실 한 귀퉁이입니다. 잠깐이었지만 그날의 대화를 잊을 수 없습니다. 몇 가지 문헌을 언급하면서 과거 인습을 반복하는 구태의 진료에서 벗어나 근거중심의학에 기반한 새로운 진료를 알려주셨습니다. 제가 학창 시절 한 번도 경험하지 못했던 선생님, 말 그대로 '스승'을 만났습니다. 일방적인 지식 전달이 아니라 대화와 토의를 통한 가르침, 특히, 본인의 실수까지 공유하는 현장의 가르침은 지금도 제게 진정한 임상의가 되려는 노력을 하게 합니다. 많은 사람들이 선생님을 세계적인 의학연구자로 기억하여도, 저는 이보다 임상의사 고원중을 존경합니다. 선생님께서 항상 말씀하셨듯이, 선생님의 연구도 최선의 임상 현상에서 나왔습니다. 해결되지 않은 임상 질문이 곧 연구의 시작이었고, 연구는 곧 환자를 위한 것이었습니다.

선생님은 항상 후배들이 우선이었습니다. 후배들의 어려움을 대변했고, 후배들의 절망에 대신해 싸웠고, 후배들의 영광 앞에 나서지 않았습니다. 이런 과정에서 생기는 본인의 난처한 상황보다 후배들의 희망이 우선이었습니다. 선생님 이야기가 널리 읽혀 사람들이 이런 선생님과 함께했던 저를 부러워하는 날을 기대합니다. 참 스승이 어떤 건지, 인생의 멘토가 어떤 것인지 알려주고 싶습니다. 제가 받은 사랑을 또 다른 후배들에게 전하려 노력하지만 선생님처럼 하지 못합니다. 그래서 선생님을 지키지 못한 죄가 더욱 무겁습니다.

전경만
성균관의대 교수, 삼성서울병원 호흡기내과

추모의 글 5

의사 고원중을 기리며

의사 고원중 교수가 불의의 사고로 사망한 지 2년여가 지났지만 아직도 많은 사람들이 의사 고원중을 잊지 못하고 있습니다. 의사의 천분을 인술이라고 하지만 실제로 현실에서 행하기는 쉽지 않습니다. 병을 치료하는 능력 이외에도 환자를 생각하는 이타심과 자비로운 마음 등 인품을 갖추어야 하기 때문입니다. 저도 의사가 된 지 40여 년이 지났지만 참의사로서의 부족함을 느끼고 있고 그동안 그런 의사를 본 기억도 많지 않습니다. 그러나 그 여러 가지를 두루 갖춘 의사가 있으니, 바로 고원중 교수입니다.

의대생 시절부터 천재로 알려져 있으면서도 항상 겸손하고 스스로를 과시한 적이 없습니다. 현실에서 문제가 있으면 이해타산을 따지지 않고 조직을 만들고 앞장서서 해결하면서도 궤도에 오르면 성취한 자리에 연연하지 않고 후배에게 맡기고 떠나는 모습은 조그마한 이해관계나 권력에 취약한 우리들에게 많은 교훈을 줍니다.

의대 교수는 환자를 치료하는 것 외에도 연구와 강의 등의 일이 있습니다. 그 중의 하나라도 잘하는 것이 쉽지 않다는 것은 우리 모두가 잘 알고 있습니다. 그러나 고원중 교수는 한 사람이 한 것이라고 도저히 생각할 수 없을 정도로 모든 것을 완벽에 가까울 정도로 이루어 냈습니다. 돈을 중시하는 현대사회에서 그렇게 돈이 될 것 같지 않은 비결핵항산균 분야에 세계적인 논문을 끊임없이 쓰면서 세계 각지의 학회에 초청을 받아 대한민국의 위상을 높이면서도 잘난 척하지 않고 겸손한 태도를 취했던 것은 학문에 대한 진실한 사랑과 호기심, 환자들에 대한 애정이 없이는 할 수 없었을 것입니다. 그러한 업적을 혼자서만 향유하지 않고 동료와 후배들에게 아무런 대가 없이 전수하고 공유하여 그들에게 학문적 도움을 주고 발전을 격려한 것은 학문 발전에 대한 순수한 바람 없이는 어려웠을 것입니다.

고 교수의 사망을 접한 많은 환자들이 죽음을 애통해 하며 눈물을 흘리고 인터넷 사이트에 진심 어린 추모의 글을 올린 것은 우연이 아닐 것입니다. 대학병원에서의 바쁜 외래 일정 중에서도 환자 개개인의 손을 잡아 주며 상대에 맞추어 병의 치료와 관리에 대해 자상하게 설명하는 것은 환자에 대한 가슴으로부터의 애정 없이는 불가능했을 것입니다.

정신없이 바쁜 생활 중에서도 가정에 충실하고 항상 웃음, 유머, 존중으로 가족을 대하고 부인에게 세상에 당신밖에 없다며 애정을 표하고 했던 것은 의사이자 동시에 인간 고원중이 각박한 현대사회에 보인 모범일 것입니다.

코로나로 전 세계가 고통을 받고 있고 우리나라에서도 사회적인 이슈가 되고 있는 시점에서 비정형 박테리아와 바이러스 감염에 독보적인 업적을 갖고 있는 고원중 교수의 존재가 더욱 아쉽습니다. 고 교수가 살아 있다면 많은 사람의 고통을 덜 수 있을 뿐만 아니라 정확한 과학적 지식에 근거한 방역 정책 수립에도 큰 도움이 되었을 것입니다.

고원중 교수의 생애를 돌아보면, 역설적으로 한 가지 약점이 있었던 것 같습니다. 평범한 우리 의사들이 보기에 의사와 학자와 한 인간으로서 너무 훌륭했음에도 불구하고 세속적 가치와 시류에 영합하지 못해서 인류에 공헌할 일이 많이 남아 있음에도 불구하고 일찍 떠나게 된 것은 아닌가 하는 생각에 그저 비통할 뿐입니다.

의사란 무엇인가 하는 질문에 귀감이 되는 고원중 교수가 저 세상에서도 평온한 안식을 누리며 현재를 살아가는 의사들에게도 한줄기 빛이 되기를 간절히 기원합니다. 마지막으로 유가족들에게도 진심 어린 위로를 보냅니다.

홍택유
정신과 전문의, 전 한국정신분석학회 회장

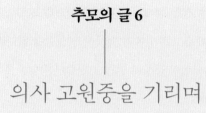

의사 고원중을 기리며

우연한 기회에 故 고원중 교수님의 삶을 접하게 되었습니다. 교수님의 삶의 발자취를 따라가며 정말 대단하시다! 너무나 힘드셨겠다! 어떻게 이런 업적을 이뤄내시고, 이렇게 일을 하셨을까! 라는 생각이 들었습니다.

엄청난 업적을 이루어낸 자랑스러운 한국인, 불모의 분야에서 오로지 열정과 노력과 실력으로 세계적인 석학의 반열에 오른 분, 뛰어난 학문적 업적에도 자신을 내세우지 않고 항상 겸손하며 지식을 아낌없이 나누셨던 보기 드문 분, 환자들에게는 정말 좋은 의사였지만 그 반대급부로 자신의 개인적인 삶은 거의 챙길 수 없었던 분. 사랑하는 부

인과 아들을 남겨두고 너무나 허망하게 생을 마감한 고 교수님의 마음
은 어떠했을지, 정상적인 판단능력을 순간 상실할 정도로 몸과 마음을
힘들게 한 것은 무엇이었을지 생각해보게 됩니다.

　　고 교수님의 전문분야인 TB-NTM 폐질환은 진단이 어렵고 치료방
법을 찾는 것도 쉽지 않아 환자의 병력, 투약력을 일일이 확인하고 분
석하여 진단과 치료방법을 결정해야 하는 것으로 알려져 있습니다. 이
에 고 교수님은 진료가 있는 날이면 환자의 상태를 정확하게 파악하
기 위해 새벽부터 환자의 의무기록을 꼼꼼하게 검토하였고, 점심 먹을
시간도 없이 두유 하나 먹어가며 저녁까지 진료를 한 다음 밤늦게까
지 환자의 의무기록을 작성하였다고 합니다. 이는 장시간 엄청난 집중
을 요하는 일로, 진료 당시 검사 결과를 확인하고 그에 따라 처방을 하
면 되는 다른 내과 질환들의 몇 배에 달하였을 업무량입니다. 고 교수
님은 이렇게 모은 환자의 자료를 잘 분류하고 정리하여 이를 바탕으로
NTM 폐질환의 진단과 치료기준을 정립하는 등 탁월한 연구업적을
남겼습니다. 고 교수님이 구축한 코호트는 전 세계적으로 유일무이한
것이라 합니다. 고 교수님은 전국에서 몰려드는 정말 많은 환자를 진료
하였고, NTM 폐질환을 극복하기 위해 남들이 하지 않는 추가적인 노
력을 기울여 탁월한 연구 성과의 기반인 코호트를 구축하였습니다. 이
코호트를 바탕으로 고 교수님의 연구는 더욱 큰 결실을 맺고 더 많은
환자에게 희망을 줄 수 있었습니다. 그런데 이와 같은 상황에서 고 교

수님은 몸과 마음이 극도로 지치고 소진되어갔습니다. 왜냐하면 이 많은 일들을 혼자 감내해야 했기 때문입니다.

고 교수님은 수년 동안 병원에 추가적인 인력지원을 요청하였고, 그에 대해 못 해 준다는 거절이 아니라 '기다려 보라'는 답을 들었다고 합니다. 이에 희망을 가지고 환자 진료와 연구를, 교육을 계속하였는데, 연구범위와 업적이 넓어지고 확대되면 될수록 고 교수님의 업무량은 늘어만 갔고, 그에 비례해서 교수님은 온몸과 마음이 고갈되어갔을 것입니다. 소위 돈이 안 되는 질환인 TB-NTM 폐질환에 추가적인 인력지원은 안된다고 처음부터 솔직한 답변을 들었다면 어땠을까, 고 교수님은 아마 새로운 길을 찾았을 것입니다. 삼성서울병원을 떠나면서 놓고 가야 하는 코호트의 범위가 더 크고 방대해지기 전에 좀더 가볍게 새로운 출발을 할 수 있었을 것입니다. 그런데 일종의 희망고문 아래 더 이상 버티기 힘들게 된 상황까지 몰리는 동안 고 교수님의 명성은 더 높아져갔고, 고 교수님에게 진료받기 위해 몰려드는 환자는 더 많아졌고, 그에 비례해서 코호트도 더 방대해졌고, 건강이 나빠지는 상황에서도 주 80~100시간 고되게 일을 하면서 고 교수님은 더 이상 버티기 힘들 정도로 몸과 마음이 고갈되었던 것입니다.

충분한 인력과 자원을 두고 이 일들을 하였다면, 방향을 제시하고 연구를 지휘하고 갈무리하는 역할 위주로 하였다면, 요즘 화두인 주 40

시간은 아니더라도 충분한 휴식과 여유를 가지고 진료와 연구를 하였다면 그토록 소진되고 고갈되지는 않았을 것입니다.

그렇게 소진되고 고갈된 상태에서 자신의 모든 것을 바친 삼성서울병원과, 자신을 갈아 넣어 만든 코호트를 두고 50대 중반에 처음부터 새로 시작해야 하는 상황은 고인에게 어떻게 받아들여졌을까요? 새롭게 시작한다는 희망보다는 어쩔 수 없이 내몰린다는 힘든 마음이 훨씬 크지 않았을까요? 환자들에게는 훌륭한 의사이고, 대외적으로 존경받는 학자였지만 친정인 삼성서울병원 호흡기내과 선배와 동료들에게는 편치 않은 존재가 되었다는 현실을 자각했을 때 고 교수님의 심정은 또 어땠을까요? 아마도 자신의 삶이 송두리째 부정당한 느낌이지 않았을까요?

고 교수님께서 순간적으로 정상적인 판단 능력을 잃을 정도로 힘든 상황이었던 사실은 부정하기 어려울 것 같습니다. 이것은 단지 고 교수님의 개인적인 성격이나 성향의 문제로 치부될 수 없는 문제입니다. 왜냐하면 환자를 살리기 위해 열심히 노력하고 연구하고 싶어도 그것이 경제적 이익과 결부되지 않으면 사실상 허용되지 않는 우리 의료계의 현실에서 비롯된 문제이기 때문입니다.

TB-NTM 폐질환은 사회경제적 약자들에게 흔한 질환입니다. 고가의 검사나 수술을 요하는 질환이 아닙니다. 그래서 병원 운영에 도움이 되는 질환이 아닙니다. 그렇다고 해서 외면해도 되는 것은 더더욱 아닐 것입니다. 그렇다면, 이 질환에 대한 진료와 연구를 단지 병원 운영자에게 맡겨둘 것이 아니라 공공분야에서 충분한 지원과 조력을 아끼지 말아야 할 것입니다.

너무나 안타깝게도 우리는 진정한 의사이자 의학자, 세계적인 석학을 잃었습니다. 제2, 제3의 고원중이 생기지 않도록 우리 의료계의 현실을 점검하고 제도를 개선하여 고원중 교수님이 하늘에서 활짝 웃는 원래의 표정을 되찾을 수 있도록 해야 할 것입니다.

유현정
변호사, 의료문제를 생각하는 변호사모임 대표

에필로그. 추모의 글